E. Müller-Sacks

Ärztlicher Ratgeber für Auslandsaufenthalte

Mit tatkräftiger Unterstützung von:

Sabine Salden
Gisela Klunter
Beate Bugenings
Sabine Göbel
Marion Kasparek
Barbara Sacks
Andreas Berlitz

Herausgeber:
LTU International Airways
Flughafen, Halle 8
40474 Düsseldorf

Springer
Berlin
Heidelberg
New York
Barcelona
Budapest
Hongkong
London
Mailand
Paris
Santa Clara
Singapur
Tokio

E. Müller-Sacks

Ärztlicher Ratgeber für Auslandsaufenthalte

2. überarbeitete und erweiterte Auflage

Springer

Dr. med. Eckhard Müller-Sacks (Ltd. Arzt)
BAD Gesundheitsvorsorge und Sicherheitstechnik GmbH
Koordinationsstelle Reisemedizin, Düsseldorf Flughafen
40474 Düsseldorf

ISBN 3-540-63462-2 2. Aufl. Springer-Verlag Berlin Heidelberg New York
ISBN 3-540-59367-5 1. Aufl. Springer-Verlag Berlin Heidelberg New York

Die Deutsche Bibliothek – CIP-Einheitsaufnahme
Müller-Sacks, Eckhard: Ärztlicher Ratgeber für Auslandsaufenthalte / E. Müller-Sacks. – 2. Aufl.-Berlin; Heidelberg; New York; Barcelona; Budapest; Hong Kong; London; Mailand; Paris; Santa Clara; Singapur; Tokio: Springer, 1998
ISBN 3-540-63462-2

Layout und Herstellung: Dora Oelschläger, Heidelberg
Umschlaggestaltung: Meta Design, Berlin
Satz: Schneider Druck GmbH, Rothenburg o. d. T.
Druck- und Bindearbeiten: Clausen & Bosse, Leck
SPIN: 10643559 12.23/3134 – 5 4 3 2 1 0 – Gedruckt auf säurefreiem Papier

Inhaltsverzeichnis

1 Vorbeugen ist besser als Heilen

Gerade bei Reisen in die Tropen und Subtropen können viele Erkrankungen oder Befindlichkeitsstörungen durch Vorbeugung vermieden werden. Nirgendwo gilt das Motto *„Vorbeugen ist besser als Heilen"* mehr als in diesen Ländern. Der internationale Reiseverkehr hat in den letzten Jahren sehr zugenommen. Man reist nicht nur häufiger, sondern auch schneller und weiter. Im Jetzeitalter ist es leicht möglich, daß Reisende, die sich in einem Land infiziert haben und sich noch im Anfangsstadium der Krankheit befinden, sich bei Ankunft in einem anderen Land immer noch wohl fühlen. Der Tourismus dringt heute in früher kaum zugängliche Gebiete in aller Welt vor, in denen Gesundheitsrisiken bestehen können, auf die der unerfahrene Reisende nur ungenügend vorbereitet ist. Es ist uns deshalb ein Anliegen, Hinweise zu geben, wie das Risiko, krank zu werden, so niedrig wie möglich gehalten werden kann. Dieser Ratgeber ist sorgfältig und möglichst aktuell erstellt worden, erhebt aber dennoch keinen Anspruch auf Vollständigkeit. Die Aktualisierung erfolgt jährlich, so daß sich der Kenntnisstand insbesondere in bezug auf Impfempfehlungen und Malariaprophylaxe während dieser Zeit ändern kann. Auch sind Irrtümer nicht grundsätzlich ausgeschlossen, so daß der Ratgeber kein Ersatz für den aktuellen fachkundigen ärztlichen Rat sein kann. Wir empfehlen Ihnen daher, sich vor jeder Reise über mögliche Krankheiten und persönliche Gesundheitsrisiken individuell ärztlich beraten zu lassen.

Zusätzlich bietet der Reisemedizinische Fax-Abruf-Service (0211) 9855290 aktuelle Informationen zu den Ländern der Welt.
Wir bedanken uns bei der WHO, Regionalbüro für Europa, für die freundliche Unterstützung.

Fremde Kulturen kennenlernen und gastfreundlichen Menschen begegnen – wie sehr genießen wir das auf Reisen. Zu Hause bei uns jedoch wird mancher Ausländer von einer kleinen Minderheit beschimpft, bedroht, oder sogar mißhandelt. Alle, die in fremden Ländern Gastrecht genossen haben, tragen hier besondere Verantwortung. Deshalb: Lassen Sie es nicht zu, daß Ausländer diffamiert und angegriffen werden. Lassen Sie uns gemeinsam für die Würde des Menschen einstehen.

2 Arbeits- und reisemedizinische Aspekte bei Auslandsreisen

Als Tropen werden allgemein die Länder bezeichnet, die innerhalb der Wendekreise liegen. Die klimatische Abgrenzung bezeichnet als Tropen die Gebiete beidseits des Äquators, die nur eine geringe Tages- und Jahresschwankung im Klima aufweisen. Tropisches Klima belastet den Lebenslauf des Menschen aus gemäßigten Klimazonen besonders und bedeutet für den Körper eine erhebliche Umstellung (Akklimatisation).

Krankheiten, die heute hauptsächlich in den warmen Ländern verbreitet sind, weil sich die Erreger oder Überträger nur in diesen Klimaten halten und vermehren können oder weil Mangel an Hygiene oder schlechte Lebensbedingungen Erkrankungen des Menschen und ihre Verbreitung zulassen, werden als Tropenkrankheiten bezeichnet. Viele von ihnen (z.B. Malaria, Lepra, Cholera) kamen früher häufig auch in gemäßigtem Klima vor.

In vielen Gebieten der Erde können typische, mit der Zeit wechselnde Krankheitsspektren beobachtet werden. In vielen tropischen Ländern wird seit Jahren die Industrialisierung vorangetrieben. Neben einheimischen Arbeitskräften arbeiten Fachleute aus westlichen Industrieländern, die „Gastarbeiter in Übersee".

Bei Erkrankungen im Ausland ist es wichtig, einen *Medical Report* vom behandelnden Arzt ausfüllen zu lassen, so daß eine evtl. notwendige Weiterbehandlung am Heimatort unverzüglich erfolgen kann. Eine

Dokumentation ist auch von Bedeutung, um den Ursprung einer möglichen Berufskrankheit nachweisen zu können.

Voraussetzung für einen längerdauernden oder sich häufig wiederholenden beruflichen Aufenthalt in tropischen Ländern ist die Tropentauglichkeit. Ein organisch und psychisch gesunder Mensch ist in der Regel auch tropentauglich. *Vor einem Arbeitsaufenthalt in den Tropen ist von einem ermächtigten Arbeitsmediziner die Tropentauglichkeit festzustellen.* Die Berufsgenossenschaften haben hierfür einen Arbeitsmedizinischen Grundsatz (G 35) erlassen, der den Umfang der Vorsorgeuntersuchungen und auch die Nachuntersuchungsfristen festlegt und eine zwingende Untersuchung darstellt. Hiernach sollte sich z.B. Fliegendes Personal spätestens alle 2 Jahre untersuchen lassen (z. B. in Verbindung mit dem Medical Report), bei Auftreten von ungeklärten, vielleicht auch scheinbar tropenunabhängigen Gesundheitsstörungen allerdings in kürzeren Abständen.

Auf jeden Fall hat bei Verdacht auf eine Tropenkrankheit eine ärztliche Untersuchung zu erfolgen. Bei akuter Erkrankung und Nichterreichbarkeit eines tropenmedizinisch erfahrenen Arztes muß der behandelnde Arzt unbedingt über zurückliegende Tropenaufenthalte informiert werden. Viele Malariafälle werden beispielsweise erst durch zu spätes Erkennen und damit verzögerter Behandlung zum Problem.

Auch das Fliegen selbst kann zu Störungen im Organismus führen. In der Kabine wird ein Druck erzeugt, wie er in ungefähr 2000–2400 m über dem Meeresspiegel zu finden ist. In derartigen Höhen reicht die Sauerstoffsättigung des Blutes beim Gesunden noch völlig

aus. Lediglich vorgeschädigte Menschen, wie Herz- und Lungenkranke, Patienten mit Blutarmut etc., müssen evtl. mit verstärkten Beschwerden rechnen.
Druckveränderungen beim Starten und Landen können sich gelegentlich unangenehm bemerkbar machen. Körpergase dehnen sich in der Höhe um einen Faktor 1,2–1,5 aus. Blähungen und Leibkrämpfe sowie Beschwerden im Nasen-Rachen-Raum können auftreten, schlecht versorgte Zähne können Schmerzen hervorrufen. Ist bei Erkrankungen im Nasen-Rachen-Raum der Druckausgleich zwischen diesem und dem Mittelohr nicht möglich, kann es zu starken Schmerzen, im Extremfall zum Trommelfellriß kommen. Das Risiko einer verspäteten Taucherkrankheit kann gemindert werden, indem 24 Stunden vor dem Flug nicht mehr abgetaucht wird. Ein weiteres Problem ist die relative Lufttrockenheit, die in der Kabinenluft herrscht. In Verbindung mit der Luftumwälzung können Augenbindehautreizungen vorkommen, die Anfälligkeit für Nasennebenhöhleninfekte und Harnwegsinfekte wird gefördert. In der Apotheke erhältliche physiologische Kochsalzlösung zum Einsprühen in die Nase (z.B. Rhinomer) vermindert die unangenehme Austrocknung der Nasenschleimhaut. Vermehrtes Trinken ist notwendig, jedoch sollten Kaffee, Alkohol und schwarzer Tee vermieden werden, da diese die Flüssigkeitsausscheidung fördern.
Die Strahlenbelastung durch die kosmische Strahlung oberhalb einer Flughöhe von 10.000 m wird unterschiedlich bewertet. Nach neuen Untersuchungen bringt zumindest für Piloten und Flugbegleitpersonal das Fliegen eine nicht unerhebliche Strahlenbelastung mit sich. Es wird z.Z. bei der gemessenen Größenord-

nung statistisch von einem erhöhten Erkrankungsrisiko gegenüber der übrigen Bevölkerung ausgegangen. Die Bewertung von Vibration und Lärm bleibt gesonderten Betrachtungen der verschiedenen Arbeitsplätze vorbehalten.
Allgemein jedoch belasten Vibrationen Wirbelsäule, Gelenke und Muskulatur. Lärm im Sinne eines erhöhten Geräuschpegels führt zu psychosomatischen Reaktionen, in höheren Bereichen zu Gehörschäden. Für alle Lärmbereiche, die gesondert gekennzeichnet sind, muß aus arbeitsmedizinischer Sicht dringend Gehörschutz empfohlen werden.
Auch die Problematik der zirkadianen Rhythmik (Zeitzonenverschiebung, Jet-lag) ist zu umfassend, als daß sie hier ausreichend dargestellt werden könnte. Störungen des Schlaf-Wach-Rhythmus, Verminderung der geistigen und körperlichen Leistungsfähigkeit, Infektionsanfälligkeit und Verdauungsstörungen gehören hierzu. Die Anpassungszeiten sind bei Reisen in Richtung Westen kürzer als in der Gegenrichtung, insgesamt gibt es jedoch große individuelle Schwankungen. Die Resynchronisation aller Körperfunktionen kann 7 bis maximal 21 Tage betragen.

Flugreisen sind generell kontraindiziert bei ausgeprägter Herzschwäche, kurz zurückliegendem Herzinfarkt oder Schlaganfall, Angina pectoris oder Brustschmerzen in Ruhe, Herzrhythmusstörungen, nicht eingestelltem systolischem Bluthochdruck über 200 mm Hg, schwerer Blutarmut, Sichelzellenanämie bzw. Anämie, akuter geistiger Störung, Epilepsie, Pneumothorax sowie jeglicher ernsthafter und akuter ansteckender Krankheit. Wer unter Rheumatismus, Krampfadern und geschwollenen Beinen leidet, wird Langstreckenflüge stark als unangenehm empfinden.

3 Beurteilung der Reisefähigkeit und Tropentauglichkeit

3.1 Die IATA-Empfehlungen

Von seiten der IATA (International Air Transport Association) sind Empfehlungen herausgegeben worden, die unter bestimmten Bedingungen den Transport von Passagieren in Linienflugzeugen ausschließen. Diese Empfehlungen betreffen Fluggäste, die

- auch unter speziellen Vorsichtsmaßnahmen, durch den Flug sich selbst oder andere Passagiere gefährden,
- aufgrund ihrer körperlichen oder geistigen Verfassung ohne besondere Begleitung nicht in der Lage sind, während der Reise für sich zu sorgen, aber ohne adäquate Begleitung zu reisen wünschen,
- eine Infektionsquelle darstellen,
- die normalen Flugzeugsitze in sitzender oder liegender Position nicht benutzen können (manche Fluggesellschaften halten für diesen Personenkreis auf Anfrage spezielle Sitze bereit).

Eine vorherige medizinische Untersuchung ist erforderlich, wenn

- Passagiere an einer Krankheit leiden, von der angenommen wird, daß sie ansteckend oder übertragbar ist,
- Passagiere aufgrund ihrer körperlichen oder geistigen Verfassung eine Gefahr verursachen,
- Passagiere ein potentielles Gesundheitsrisiko darstellen,

- Passagiere nicht fähig sind, für sich selber zu sorgen,
- anzunehmen ist, daß sich der Gesundheitszustand während oder wegen eines Fluges verschlechtert.

In diesem Zusammenhang hat insbesondere der Hausarzt als Berater vor Urlaubsreisen die Aufgabe,

- festzustellen, ob die Gesundheit seines Patienten durch Reise, Art und den geplanten Aufenthaltsort gefährdet werden kann,
- festzustellen, ob bereits bestehende Erkrankungen durch Reisen und Klima verschlechtert werden können,
- Hinweise zu geben auf den bei Fernflügen aus Gründen der Zeitverschiebung veränderten Einnahmerhythmus bei Dauermedikation
- die Beratung über mögliche Infektionskrankheiten und Unfälle durchzuführen,
- Hinweise auf evtl. nötige Reisekrankenversicherungen zu geben.

Dabei ist es sinnvoll und für die Durchführung erforderlicher Impfungen sowie die Verordnung entsprechender medikamentöser Prophylaxen notwendig, den Rat einer der im Anhang aufgeführten Stellen zu erfragen, da diese in der Regel über ausreichende Erfahrungen auf dem Gebiet der Reisemedizin verfügen.

Generelle Kontraindikation für jede Reise, damit auch für eine Flugreise, ist eine akute schwere Erkrankung, die Bettruhe erfordert.

3.2 Allgemeines

Die Hitzetoleranz ist zwischen dem 20. und 35. Lebensjahr am größten und nimmt mit höherem Alter deutlich ab. Somit sind ältere Personen hinsichtlich eines Hitzschlages stärker gefährdet.
Bei Säuglingen ist ernsthaft zu überlegen, ob es mit Rücksicht auf den noch labilen Elektrolyt- und Wasserhaushalt nicht vernünftig ist, eine Reise in tropische Regionen erst dann anzutreten, wenn das Kind zumindest 1 Jahr alt ist. Bei Kindern vor dem 3. Lebensjahr ist eine Reise in Länder, in denen mehrere Impfungen für notwendig erachtet werden und/oder eine Malariaprophylaxe erforderlich ist, sorgfältig zu hinterfragen, ob diese Reise wirklich notwendig ist.
Unkompliziert verlaufende Schwangerschaften stellen keinen Hinderungsgrund für Auslandsreisen dar, jedoch sollte nach der 36. sowie bis zur 10. Schwangerschaftswoche hiervon abgesehen werden. Gegen eine Malariaprophylaxe mit Chloroquin und Proguanil bestehen nach heutigem Wissensstand keine Bedenken, sie stellt jedoch eine zusätzliche Belastung für Mutter und Kind dar.
Grundsätzlich kann ein Patient, dessen Operationswunden nach chirurgischen Eingriffen vollständig abgeheilt sind, fliegen. Bei Reisen in tropische Regionen sollte jedoch vor Antritt mit dem behandelnden Arzt gesprochen werden.
Für Sporttaucher empfiehlt sich, nicht direkt nach einem Tauchgang zu fliegen, sondern 24 Stunden abzuwarten, um gesundheitliche Risiken zu minimieren.

Ständig einzunehmende Medikamente gehören immer in das Handgepäck und nicht in den Koffer.

3.3 Herz-Kreislauf-Erkrankungen

Eine ausgeprägte Herzschwäche führt sicher zu Reise- und Tropenuntauglichkeit, solange keine entsprechende Therapie erfolgt ist. Es sollte jedoch beachtet werden, daß ein geschädigtes Herz nicht nur durch Hitze, sondern auch durch Durchfälle und andere Infektionskrankheiten im Ausland gefährdet ist. Bei Herzfehlern, koronarer Herzkrankheit und Herzrhythmusstörungen sollte grundsätzlich vor Antritt einer Reise eine entsprechende Beratung durch den behandelnden Arzt eingeholt werden. Es muß auch beachtet werden, daß selbst ein kurzer Aufenthalt nicht günstiger zu beurteilen ist, da die Herzbelastungen in den ersten Wochen, wenn noch keine genügende Hitzeakklimatisation erreicht ist, am größten ist. Auch muß bedacht werden, daß sich der Reisende während des Fluges in einem 2000–2400 m entsprechendem Kabinendruck befindet. Ein wichtiger Punkt bei der Auswahl des Reiseziels ist die Qualität und Verfügbarkeit ärztlicher Versorgung.
Bluthochdruck ist keine Kontraindikation für Tropenaufenthalte, wenn er gut eingestellt ist und ohne Herz- und EKG-Veränderungen einhergeht. Patienten mit sekundärem Bluthochdruck sind dagegen nicht als tropentauglich anzusehen. Kreislauflabile Personen mit Neigung zu hypotonen Regulationsstörungen neigen wenigstens in der Anfangszeit zum Hitzekollaps und fühlen sich insbesondere in feucht-warmem Klima nicht wohl und voll leistungsfähig. Hierbei ist wichtig zu wissen, daß nicht übermäßige Schonung, sondern ausreichende körperliche Aktivität hilfreich ist.

3.4 Atemwegserkrankungen

Eine Lungentuberkulose muß ausgeheilt sein, bevor an eine Flugreise bzw. an einen Tropenaufenthalt gedacht werden kann. Patienten mit chronischer Bronchitis oder einem Lungenemphysem sind flugtauglich, sofern diese Erkrankungen noch nicht so weit fortgeschritten sind, daß eine starke Ateminsuffizienz besteht. Schwierig ist die Beurteilung bei Asthma: Bei allergischem Asthma läßt sich nicht vorhersagen, ob am Zielort mit geringerem oder höherem Allergenkontakt zu rechnen ist. Patienten mit Asthma können fliegen, wenn sie selbst imstande sind, Anfälle von Atemnot zu beherrschen.

Wichtig ist, daß Asthmamittel im Handgepäck und nicht nur im Koffer mitgeführt werden. In jedem Fall ist eine gute ärztliche Versorgung am Zielort unabdingbare Voraussetzung.

3.5 Erkrankungen der Verdauungsorgane

Schwerwiegende Erkrankungen von Magen, Darm, Leber, Bauchspeicheldrüse und Gallenblase sind in der Regel insbesondere mit einem längeren Auslandsaufenthalt nicht zu vereinbaren.
Auch nach einer vor kurzem durchgemachten Gelbsucht sollte eine Reise erst nach Normalisierung der Leberwerte erfolgen.

3.6 Nieren- und Harnwegserkrankungen

Niereninsuffizienz bedeutet für den Reisenden Tropenuntauglichkeit. Die Frage der Reisefähigkeit ist vorher mit dem behandelnden Arzt abzuklären. Chronische Pyelonephritiden bedürfen vor Reiseantritt einer eingehenden Prüfung der Nierenfunktion, entsprechender Medikation und Beratung. Nierensteine machen seinen Träger nicht grundsätzlich reiseunfähig und tropenuntauglich, jedoch gibt es Beobachtungen, nach denen in der Anfangszeit eines Tropenaufenthaltes gehäuft Nierenkoliken auftreten. Die Aufklärung der Patienten über die Notwendigkeit reichlichen Trinkens ist angebracht. Reisende mit Nierenkoliken sollten bei akuten Beschwerden ebensowenig fliegen wie Reisende mit Gallenkoliken.

3.7 Stoffwechselkrankheiten

Von vorrangiger Bedeutung und Häufigkeit ist der Diabetes mellitus. Dieser bedeutet heute keine Kontraindikation mehr für Tropenaufenthalte, wenn es sich nicht um einen schweren labilen Diabetes mit Vorliegen sekundärer diabetogener Schäden, insbesondere der Niere und der Haut, handelt. Wichtig ist, daß der Diabetes stabil eingestellt ist und daß der Patient mit seiner Krankheit vertraut ist und die notwendige Umstellung seiner Lebensführung einsieht. Er muß die Selbstkontrolle von Harn- und Blutzucker mit Teststreifen zuverlässig beherrschen. Auch muß ärztliche Hilfe am Reiseziel erreichbar sein.

Ein Auslandsaufenthalt kommt bei manifester akuter Gicht nicht in Betracht, jedoch sind in beschwerdefreien Intervallen Urlaubsreisen vertretbar.

3.8 Schilddrüsenerkrankungen

Für Patienten mit gesicherter Überfunktion, aber auch mit ausgeprägter Unterfunktion der Schilddrüse sind tropische Länder keine sinnvollen Urlaubsziele, da in beiden Fällen die Hitzetoleranz herabgesetzt ist.

3.9 Neurologische Erkrankungen

Bei früher durchgemachten Enzephalitiden oder Meningitiden bestehen bei den heute üblichen Impfungen, einschließlich der Gelbfieberimpfung, keine Bedenken. Auch eine gut eingestellte Epilepsie schließt Tropentauglichkeit nicht aus, jedoch ist zu bedenken, daß Malariaprophylaxe und Therapie mit Chloroquin oder Mefloquin gelegentlich neurologische Störungen auslösen können. Hierüber muß in ausreichendem Maße aufgeklärt und über Alternativen informiert werden.

3.10 Hautkrankheiten

Während Neurodermitis und Ichthyosis in einem sehr trockenen Klima zur Verschlechterung neigen, wirkt sich feucht-warmes Klima eher günstig aus. Jedoch sollte insbesondere bei Ichthyosis auf stärkere körperliche Belastungen in heißem Klima verzichtet werden. Psoriasis und Akne können sich in Wärme und unter vermehrter Sonneneinstrahlung bessern. Psoriasis mit ausgedehntem Befall und häufiger auftretenden Schüben läßt einen Tropenaufenthalt nicht sinnvoll erscheinen, da das Schwitzen im Bereich der Läsionen durch die Schuppung behindert ist.

3.11 Augenkrankheiten

Patienten mit schweren Durchblutungsstörungen im Bereich der Augen, etwa bei fortgeschrittener diabetischer Retinopathie oder ausgeprägten sklerotischen Netzhautveränderungen sind für eine Flugreise nicht geeignet, da für sie bei dem einer Höhe von 2000–2400 m entsprechenden Kabinendruck die Blutungsgefahr erhöht ist. Personen mit rezidivierenden Keratitiden müssen wissen, daß in einem Klima mit hohen Temperaturschwankungen und häufigen Staubstürmen in sich ruhende Prozesse aufflackern können. Abgelaufene Choreoretinitis, Zentralvenenverschluß oder Netzhautablösung können unter Belastung wieder auftreten und schränken die Reise- und Tropentauglichkeit ein. Auch gut eingestellte Glaukome können rasch in ein akutes Stadium übergehen, wenn im heißen Klima unter körperlicher Belastung der Flüssigkeitsverlust durch eine große, stoßweise aufgenommene Trinkmenge ersetzt werden muß. Hochgradig Kurzsichtigen muß wegen des Risikos einer Netzhautablösung zumindest von einem längeren Auslandsaufenthalt abgeraten werden. Ärztliche Beratung ist vor Reiseantritt in jedem Fall angezeigt.

3.12 Flugreisen nach Operationen

Operationen schränken die Flugreisetauglichkeit in vielen Fällen und für unterschiedliche Zeiträume ein. Nach unkomplizierten Heilungsveräufen sollten folgende Zeiträume bis zum Flug zumindest eingehalten werden. Für beruflich Reisende gelten in der Regel andere und zum Teil erheblich längere Zeiträume. Im Einzelfall muß der behandelnden Arzt unter Berücksichtigung seiner Befunde, der vorgesehenen Reisedauer, der am Reiseziel gegebenen medizinisch möglichen Versorgung sowie der am Reiseziel herrschenden hygienischen Verhältnisse entscheiden.

Operation am Bauchraum:
Heben und Tragen (z. B. Reisegepäck) vermeiden!

Bauspiegelung	5–10 Tage
Blinddarm	10 Tage
Eingeweidebrüche	10 Tage
Magen-Darm-Blutung	3 Wochen
Magenoperation	6 Wochen
Darmoperation	6 Wochen
Gallenblasenoperation	6 Wochen
Nierenoperation	6 Wochen
Nierensteine	10 Tage
Prostataoperation	3 Wochen
Gebärmutteroperationen	6 Wochen

Operationen am Brustraum:

Pneumothorax	4–8 Wochen
Lungenflügelentfernung	3–9 Monate
Diagnostische Eingriffe	10 Tage
Bypass-Operationen	14 Tage und länger

Operationen am Schädel:

Gehirnblutung	vorerst kein Flug
Gehirntumor	6–12 Monate
Innenohroperationen	10 Tage und länger
Netzhautblutung (Auge)	4 Wochen
Glaskörperblutung (Auge)	4 Wochen

3.13 HIV-Infektion (AIDS)

Als einzige bei HIV-Positiven kontraindizierte Impfung gilt die BCG-Impfung. Gegen die Gelbfieberimpfung und andere bei Auslandsaufenthalten übliche Impfungen bestehen dagegen keine Bedenken. Eine Testung vor der Impfung ist nicht zwingend erforderlich. Auch gibt es bisher keine Anhaltspunkte dafür, daß HIV-Infizierte mit noch normalem Immunstatus durch tropische Infektionskrankheiten erhöht gefährdet sind oder daß der Verlauf der HIV-Infektion durch tropisches Klima ungünstig beeinflußt wird. Dagegen sollte bei manifestem AIDS oder AIDS-related complex von einer Reise in tropische Länder abgesehen werden.

4 Gesundheitsrisiken bei Fernreisen und Vorbeugungsempfehlungen

4.1 Die häufigsten Krankheiten

Gelegentlich wird bestimmten gefährlichen, aber sehr selten vorkommenden Krankheiten großes Interesse gewidmet – wogegen andere vermeintlich banale Krankheiten, die aber häufig auf Reisen auftreten können, unbeachtet bleiben. Häufig sind vor allem:

- Durchfallerkrankung
- fieberhafte Infekte
- Unfall
- Hepatitis
- Malaria
- Geschlechtskrankheiten
- Typhus

Das persönliche Risiko zu erkranken läßt sich dabei durch ein gesundheitsbewußtes Handeln vor, während und nach der Reise deutlich verkleinern.

4.2 Die Reise

Reisen im Jetzeitalter ist oft mit erheblichen Strapazen verbunden, wie beispielsweise Gepäcktransport, große Menschenansammlungen, Wartezeiten, der Umstellung von Eß- und Trinkgewohnheiten, Klima- und Zeitzonenwechsel. Solche Streßfaktoren können bereits zu Übelkeit, Verdauungsstörungen, Erschöpfung und Schlaflosigkeit führen. Der Schlaf-Wach-Rhythmus ist bei Transkontinentalflügen über unter-

Personen, die regelmäßig Medikamente einnehmen müssen (z.B. Insulin, Antibabypille), sollten wegen der Umstellung vor der Reise einen Arzt konsultieren.

schiedliche Zeitzonen gestört (Jet-lag). Es empfiehlt sich, nach Ankunft am Reiseziel zum Akklimatisieren Ruhepausen einzulegen.

Ein weiterer Aspekt sind die veränderten Druck- und Sauerstoffverhältnisse im Flugzeug. In Verkehrsflugzeugen wird der Innendruck in der Kabine so geregelt, daß dieser bei einer Flughöhe von 10 000 m, in etwa den 2000–2400 m über dem Meeresspiegel vorherrschenden Druckverhältnissen entspricht. Beim Gesunden reicht die Sauerstoffsättigung des Blutes damit völlig aus, wogegen bei Personen mit vorgeschädigtem Herz oder geschädigter Lunge Probleme auftreten können. Die Reisekrankheit ist bei Flugreisen sehr selten jedoch beim Transfer mit Auto, Bus oder Schiff möglich.

Bei Schiffsreisen – vor allem mit kleineren Schiffen – empfiehlt es sich, vorsichtshalber Medikamente gegen die Reisekrankheit mitzuführen. *Tabletten gegen Reisekrankheit und regelmäßig einzunehmende Medikamente gehören ins Handgepäck* und sind nicht mit dem übrigen Reisegepäck aufzugeben.

4.3 Schwimmen und Baden

In verseuchten Gewässern kann man sich Augen-, Ohren- und Darminfektionen zuziehen. Flüsse, Kanäle, Seen und andere Binnengewässer in tropischen Ländern können mit Larven verseucht sein, die die Haut durchdringen und die Bilharziose verursachen. Baden, Waschen und Schwimmen in Binnengewässern sollte dort unterlassen werden, wenn anzunehmen ist, daß die Gewässer von der dem Parasiten als Zwischenwirt dienenden Schneckenart besiedelt bzw. mit menschlichen oder tierischen Exkrementen verunreinigt sind. Im allgemeinen können nur Schwimmbecken mit gechlortem Wasser als sicherer Badeplatz angesehen werden.

Beim Baden im Meer besteht im Prinzip kein Infektionsrisiko. Doch sollte man sich bei der einheimischen Bevölkerung vergewissern, ob das Baden dort ungefährlich ist. Der Kontakt mit Quallen oder anderen Nesseltieren kann sehr schmerzhaft sein und Hautreizungen verursachen. In bestimmten Küstenregionen sollte man beim Baden leichtes Schuhwerk zum Schutz gegen giftige, beißende oder stechende Fische, Korallen, Seeanemonen, Schalentiere, Stachelhäuter usw. tragen. Zum Schutz gegen Wurm-, Pilz- und Flohbefall sollte generell geeignetes Schuhwerk getragen werden, statt barfuß zu gehen.

4.4 Höhenunterschiede

Reisen und Aufenthalte in großen Höhen können anfänglich Schlaflosigkeit und Kopfschmerzen verursachen und Personen mit Herz- oder Lungenleiden gefährden. Eine schrittweise Akklimatisation kann hier teilweise helfen. Bei der Rückkehr in eine niedrigere Höhe erholt sich der Körper rasch.

4.5 Hitze und Feuchtigkeit

Hitze und Feuchtigkeit in Verbindung mit größeren Anstrengungen können infolge von Wasser- und Salzverlust zu einem Hitzekollaps oder zu einem gefährlichen Hitzschlag führen. Tee und mineralhaltige Getränke (Frucht- und Gemüsesäfte, Bouillon usw.) empfehlen sich im Falle eines Wärmestaus. Sofern es keine Kontraindikation gibt, kann man mit etwas Salz in Speisen oder Getränken Hitzeschäden, vor allem während der Akklimatisationsphase, vorbeugen. Kinder und übergewichtige Personen leiden häufig unter Hitzeausschlag und Pilzerkrankungen. Tägliches Duschen, leichte Baumwollkleidung sowie ggf. Einpudern empfindlicher Hautflächen können die Beschwerden mindern.
In hochgelegenen Gebieten kann es zwischen Tag und Nacht beträchtliche Temperaturunterschiede geben. Auch in klimatisierten Räumen und Flugzeugen ist es kühl. Temperaturunterschiede erhöhen u. U. die Anfälligkeit für Erkältungen, denen man durch entsprechende Kleidung vorbeugen sollte.

4.6 Sonne

Die Sonne kann bei hellhäutigen Personen Sonnenbrand und schwere, entkräftende Hautverbrennungen verursachen. Vorbeugend sollte man sich deshalb auf Reisen nicht zu lange der Sonne aussetzen, eine Kopf-

Schütze deine Haut und besonders die deiner Kinder!

bedeckung und Sonnenbrille tragen, sowie ein Sonnenschutzpräparat mit hohem Lichtschutzfaktor (>10) verwenden.

- *Generell gilt: Jeder Sonnenbrand stellt einen Schritt hin zum Hautkrebs dar. Dies ist besonders wichtig für Reisen mit Kindern.*

Verwenden Sie keine Sonnenmilch, bei denen die Inhaltsstoffe bereits äußerlich erkennbar in verschiedenen Schichten abgelagert sind. Hiermit erreichen Sie keine ausreichende Schutzwirkung. Grundsätzlich sollte ein Sonnenschutzmittel zumindest 30 Minuten vor dem „Sonnenbad“ aufgetragen werden.

Auch wiederholtes Auftragen auf die Haut verlängert nicht die Schutzzeit, ist sie einmal ausgenutzt, sollten Sie sich für den Rest des Tages in den Schatten begeben.

Wenn Sie Medikamente einnehmen müssen, fragen Sie Ihren Arzt, ob diese möglicherweise die Lichtempfindlichkeit erhöhen und unerwünschte Hautreaktionen auslösen können.

Verzichten Sie auch auf Kosmetika, Deodorants und Parfüm in der Sonne, um unerwünschte und mitunter unschöne Hautreaktionen zu vermeiden. In vielen subtropischen und tropischen Länder ist die Verwendung eines Kombinationspräparates Sonnen- und Insektenschutz sinnvoll und hilfreich.

4.7 Tiere und Insekten

Zahlreiche Gliederfüßer verbreiten übertragbare Krankheiten, wie z.B. Malaria (Anopheles-Mücken), Gelbfieber, Dengue-Fieber und hämorrhagisches Dengue-Fieber (Aedes-, Haemagogus- und Sabethes-Mücken), Virusenzephalitiden (Culex- und Anopheles-Mücken, Zecken) – u.a. Japanische Enzephalitis (in China, Indien, Japan, Laos, Myanmar, Nepal, Philippinen, Korea, Sri Lanka, Thailand, Vietnam) –, Filariosen (Aedes-, Anopheles-, Culex- und Mansonia-Mücken), Onchozerkose (Simulium-Mücken bzw. „blackflies"), Leishmaniasis (Phlebotomus Mücken bzw. „sandflies"), Afrikanische Try-panosomiasis oder „Afrikanische Schlafkrankheit" (Tsetsefliegen), Amerikanische Trypanosomiasis oder „Chagas-Krankheit" (Raubwanzen), Pest und Tungiasis (Flöhe), Fleckfieber (Flöhe, Läuse, Milben und Zecken), Rückfallfieber (Läuse und Zecken) sowie Lyme-Borreliose oder „Lyme-Disease" (Zecken).
Der Biß bzw. Stich einiger Gliederfüßer kann unangenehme, ja sogar gefährliche Reaktionen hervorrufen; als Beispiel sind hier Ölkäfer, Flöhe, Milben, Bettwanzen, Skorpione und Spinnen zu nennen. Einige Gliederfüßer können auch Krankheiten übertragen, ohne daß das Opfer den Biß spürt.
Es gibt jedoch keine Hinweise darauf, daß Insekten das AIDS-Virus HIV übertragen.
Im allgemeinen gehen größere Tiere dem Menschen aus dem Weg; sie können aber auch aggressiv sein. In Gebieten mit Tollwut sollte man Hunde und Katzen nicht streicheln und den Kontakt mit Wildtieren – speziell mit Fledermäusen und wildlebenden Schaka-

len, Füchsen, Skunks, Waschbären, Mungos und Affen – meiden. Vor der Reise sollte man sich informieren, welche Tierarten in den bereisten Gebieten hauptsächlich Tollwutüberträger sind. Tollwutinfizierte Tiere sind fast überall anzutreffen. Die folgenden Länder wurden indessen als tollwutfrei gemeldet: Australien, Bahrein, Bermudas, China (Provinz Taiwan), Dänemark, Finnland, viele Karibikinseln (mit Ausnahme von Grenada, Haiti, Kuba, Puerto Rico und Trinidad), Gibraltar, Griechenland, Teile von Indonesien (z. B. Bali), Irland, Island, Japan, Kuwait, Malta, Neuseeland, Norwegen (mit Ausnahme von Spitzbergen), Papua-Neuguinea, die Pazifik-Inseln, Portugal, Spanien, Schweden, Vereinigtes Königreich, Zypern, einige Inseln im Indischen Ozean (Mauritius, Réunion, Seychellen). Keine Bißverletzung durch ein Tier darf jedoch unbeachtet bleiben; nach Reinigung der Wunde mit einem Antiseptikum oder mit Seife muß sachkundiger ärztlicher Rat über das Tollwutrisiko in der betreffenden Gegend eingeholt werden. Ggf. ist eine postexpositionelle Schutzimpfung erforderlich.

Schlangen beißen den Menschen nur zur Selbstverteidigung, insbesondere nachts. Wenn man nachts durch Gelände geht, in dem Schlangen häufig vorkommen, ist das Tragen von Stiefeln – auch zum Schutz gegen Moskito- und andere Insektenstiche – eine sinnvolle Vorsichtsmaßnahme. Gegen die meisten Schlangengifte gibt es spezifische Sera, doch steht nicht überall ohne weiteres ein Serum zur Verfügung. Lederwaren, die aus unzureichend behandelten Häuten hergestellt wurden, können Milzbrandsporen enthalten und ernsthafte Hauterkrankungen verursachen.

Mäuse und Ratten können hämorrhagisches Fieber oder die Pest übertragen. Die Pest kommt z. Z. noch in Madagaskar, Mosambik, Simbabwe, Tansania, Uganda, Zaire, Bolivien, Brasilien, Peru und Vietnam vor.

4.8 Unfälle

Verkehrsunfälle sind die häufigste Todesursache auf Reisen. Besonders in medizinisch unterversorgten Gebieten können schwere Verletzungen infolge von Verkehrsunfällen tödlich verlaufen.
Nur in wenigen Reiseändern findet sich ein den heimischen Verhältnissen vergleichbarer medizinischer Standard.
Verkehrsregeln und Fahrzeugwartungsvorschriften sind von Land zu Land ganz unterschiedlich. Autoreisende sollten sich auch vorher über den Straßenzustand und die Tankmöglichkeiten informieren. Bei einem Mietwagen sind nicht nur die Versicherungsbedingungen, sondern auch Reifen, Sicherheitsgurte, Reserverad, Fahrzeugbeleuchtung, Bremsen usw. kritisch auf ihren Zustand zu überprüfen.

4.9 Nahrungsmittel und Getränke

„*Vorsicht beim Essen*" ist der generelle Rat für Fernreisende, da über 50–80% aller Reisenden an Durchfall erkranken. Dieser kann recht unangenehme Begleitsymptome haben und u. U. den Abbruch der Urlaubs- und Geschäftsreise oder der dienstlichen Tätigkeit nach sich ziehen. Bei Risikopersonen kann eine ernsthafte Darmerkrankung sogar tödlich verlaufen. Auch gehören neben Durchfall speziell Typhus und

Paratyphus, Poliomyelitis, Virushepatitis A und E und verschiedene Parasitenerkrankungen zu den Infektionen, die man sich auf Reisen beim unachtsamen Essen und Trinken zuziehen kann. Kontaminierte Speisen und Getränke sind die häufigste Infektionsquelle. Die beste Schutzmaßnahme ist große Vorsicht bei der Wahl und Zubereitung von Speisen und Getränken. Das Aussehen der Nahrungsmittel bietet keinen Anhaltspunkt für ihre Gefährlichkeit bzw. Ungefährlichkeit.

- *Vorsicht beim Essen auf Reisen heißt: Man kann nicht immer dort essen, dann essen, das essen, wo man, wann man und was man essen möchte.*

Als wichtigste individuelle Vorbeugungsmaßnahme sollte man stets von der Annahme ausgehen, daß nicht pasteurisierte Milch sowie ungekochte Nahrungsmittel – mit Ausnahme von Gemüse und Obstarten, die geschält oder enthülst werden können – wahrscheinlich kontaminiert und somit gesundheitsgefährdend sind. Bei gekochten Speisen sollte man sich auf Reisen vergewissern, daß sie gut gegart und frisch gekocht, d. h. kochend heiß, sind. Vorgekochte Speisen müssen bei einer Temperatur von unter 10°C oder über 60°C aufbewahrt werden.

Warmgehaltene Speisen stellen eines der größten Risiken für Lebensmittelinfektionen dar.

Eine weitere wichtige Infektionsquelle ist Speiseeis. Wer sich keine Gewißheit über die Reinheit des Trinkwassers verschaffen kann, sollte nur abgekochtes oder gechlortes und gefiltertes Wasser verwenden. Vorsicht auch bei Eiswürfeln. Heißer Tee und Kaffee sind für gewöhnlich risikofreie Getränke, ebenso Bier und

Wein. Spezielle Desinfektionstabletten für Leitungswasser oder die Verwendung von zusätzlichen Filteranlagen an Wasserhähnen können in Betracht gezogen werden, sofern eine zuverlässige Desinfektionswirkung erwiesen ist.

- Auf Reisen ist generell der folgende Rat zu beachten: *„Nichts essen, was man nicht kochen oder schälen kann."*

Insbesondere in der ersten Jahreshälfte enthalten einige Fischarten und Schalentiere sogar in gut gegartem Zustand hitzestabile Giftstoffe. Hier hilft oft nur der Rat vor Ort.

Wenn man keine Möglichkeit hat, hygienisch einwandfreie Nahrungsmittel zu bekommen, läßt sich das Risiko u. U. mindern, indem man nur kleinere Mengen verzehrt: Die Magensäure hat eine gewisse Schutzwirkung (Personen mit Hypo- und Anazidität sind je-

- Keine Salate, kein rohes Obst und Gemüse essen, es sei denn, man kann es schälen.
- Am sichersten sind heiße und gründlich frisch gegarte Speisen.
- Wasser abkochen oder desinfizieren bzw. kohlensäurehaltiges Mineralwasser auch zum Zähneputzen benutzen.
- Unpasteurisierte Milch vor dem Trinken abkochen.
- Eiswürfel und Speiseeis meiden.
- Heißen Tee und Kaffee, Bier, Wein, kohlesäurehaltige Getränke und Fruchtsäfte (in Flaschen oder abgepackt) kann man ohne Risiko trinken.

doch wegen der fehlenden Magensaftbarriere relativ mehr gefährdet für Magen-Darm-Erkrankungen).
Im übrigen könnte man auf Reisen auch einfach einmal eine Mahlzeit auslassen – vielfach kann ein geringer Gewichtsverlust nicht schaden, und es ist auf jeden Fall besser, freiwillig abzunehmen als infolge einer Krankheit.
Gegen Hepatitis A, eine Infektionskrankheit, die über Nahrungsmittel übertragen wird, gibt es seit 1992 eine aktive Schutzimpfung, die einen Schutz von ca. 10 Jahren gewährleistet. Gegen die ebenfalls über verunreinigte Lebensmittel übertragene Hepatitis E, die insbesondere für Schwangere eine große Gefahr darstellt, gibt es keinen Impfschutz.
Gegen Durchfall, – der bei weitem häufigsten Ursache von Gesundheitsstörungen auf Reisen –, der ganz verschiedene Gründe haben kann und in der Regel unspezifisch ist, gibt es keinen wirksamen Impfstoff. Um das Risiko einer Infektion zu mindern, sollte man auf Reisen unbedingt beim Essen und Trinken sehr vorsichtig sein.
Bei Durchfall ist es wichtig, viel Flüssigkeit zu sich zu nehmen, vorzugsweise eine spezielle salz- und glukosehaltige Lösung, wobei folgende Zusammensetzung empfohlen werden kann:

- 1 l Orangensaft, 1 Teelöffel Kochsalz, 2 Eßlöffel Zucker, oder
- 1 l schwarzer Tee, 1 Teelöffel Kochsalz, 2 Eßlöffel Zucker, Saft von 2 Orangen.
  Hiervon wird im kleine Schlucken viel getrunken.

Im Handel steht z. B. Elotrans oder Santalyt zur Verfügung.

Der enorme Wasser- und Salzverlust bei schweren Durchfällen bewirkt ansonsten ein Austrocknen des Körpers. Eine Austrocknung ist in jedem Alter gefährlich, vor allem aber für Kleinkinder und alte Menschen.
Medikamente gegen Durchfälle (Antidiarrhoika) können unerwünschte Nebenwirkungen haben, vor ihrer Anwendung sollte man fachkundigen Rat einholen. Durch Bakterien hervorgerufene Durchfälle sowie Magen-Darm-Parasiten erfordern eine spezielle Therapie.

4.10 Sexuell übertragbare Krankheiten

Fern der gewohnten Umgebung kann sich auch die Gelegenheit für kurzzeitige sexuelle Kontakte ergeben. Da in bestimmten Ländern Geschlechtskrankheiten weit verbreitet sein können, ist auch die Ansteckungsgefahr besonders groß.
Weltweit werden 250 Millionen Fälle von durch Geschlechtsverkehr übertragene Infektonen geschätzt.
Die Direktübertragung zahlreicher Geschlechtskrankheiten, wie beispielsweise der HIV-Infektion, erfolgt häufig durch scheinbar gesunde Personen ohne Krankheitssymptome. Die einzige durch Geschlechtsverkehr übertragene Krankheit, gegen die es einen Impfstoff gibt, ist die Hepatitis B. Hepatitis B kann auch durch infizierte, unsterile Spritzen- bzw. Injektionsnadeln und durch direkten Kontakt mit Blut oder anderen Körpersekreten infizierter Personen übertragen werden.

Das Risiko einer Ansteckung mit Geschlechtskrankheiten läßt sich wesentlich verringern, wenn:

- Sexualkontakte mit flüchtigen Bekanntschaften und Intimkontakte mit häufig wechselnden Partnern oder mit Personen, die viele Sexualpartner haben (z. B. Prostituierte), vermieden werden, oder
- Männer und Frauen sich durch den Gebrauch von Kondomen konsequent schützen.

Eine weitere Infektionsquelle für HIV- und Hepatitis-B-Infektionen können nicht sachgerecht sterilisierte Spritzbestecke bei medizinischen Behandlungen, aber auch Ohrlochstechen oder Tätowierungen sein. Personen, die aus medizinischen Gründen häufig Injektionen benötigen (z. B. Diabetiker), sollten eine genügende Anzahl von sterilen Nadeln und Spritzen für die Dauer der Reise sowie ein entsprechendes Attest über die therapeutische Notwendigkeit mit sich führen.

5 Geographische Übersicht – Mögliche Gesundheitsrisiken

Dieses Kapitel soll einen allgemeinen Überblick über Gesundheitsrisiken in den verschiedenen Teilen der Welt vermitteln, die im Heimatland wahrscheinlich nicht vorkommen.

5.1 Afrika

Nordafrika

Ägypten, Algerien, Libyen, Marokko und Tunesien sind durch einen allgemein fruchtbaren Küstenstreifen und im Hinterland durch Wüstengebiete mit Oasen, die häufig Infektionsherde sind, charakterisiert. Durch Gliederfüßer (Arthropoden) übertragene Krankheiten sind für Reisende in diesem Gebiet in der Regel kein größeres Problem, wenn auch die folgenden Krankheiten vorkommen: Filariosen (Infektionsherde im Nildelta), Leishmaniosen, Malaria, Rückfallfieber, Rift-Valley-Fieber, Sandmückenfieber, Fleckfieber und Westnil-Fieber. Durch Lebensmittel und Wasser übertragene Krankheiten sind endemisch. Durchfallerkrankungen kommen häufig vor. Typhus, Paratyphus und Virushepatitis A und E sind in einigen Gegenden weit verbreitet. Bilharziosen kommen im Niltal sowie im Nildelta (Ägypten) vor. In anderen Ländern dieser Region gibt es einige begrenzte Infektionsherde. Durch Lebensmittel verursachte Wurmkrankheiten, Brucellose und Lambliasis sind weit verbreitet, ferner können Fälle von Echinokokkose auftreten. Weitere gesundheitliche Gefahren sind Poliomyelitis, Hepatitis B, Trachom, Tollwut, Skorpionstiche und Schlangenbisse.

Zentralafrika

Angola, Äquatorialguinea, Äthiopien, Benin, Burkina Faso, Burundi, Dschibuti, Elfenbeinküste, Eritrea, Gabun, Gambia, Ghana, Guinea, Guinea-Bissau, Kap Verde, Kamerun, Kenia, Komoren, Kongo, Liberia, Madagaskar, Malawi, Mali, Mauretanien, Mauritius, Mosambik, Niger, Nigeria, Réunion, Ruanda, Sambia, São Tomé und Principe, Senegal, Seychellen, Sierra Leone, Simbabwe, Somalia, Sudan, Tansania, Togo, Tschad, Uganda, Zaire und Zentralafrikanische Republik. Dies sind ausnahmslos tropische Regionen, mit Wechsel der Vegetation von den tropischen Regenwäldern im Westen und Zentrum zu den Buschsteppen im Osten, von der Wüste im Norden über die Trockensavannen im Sahel und Sudan zu den Feuchtsavannen und Waldgebieten nördlich und südlich des Äquators.

Viele der nachstehend genannten Krankheiten treten nur örtlich begrenzt auf und sind auf ländliche Gegenden beschränkt.

Zu den wichtigsten Gesundheitsgefahren gehören durch Gliederfüßer (Arthropoden) übertragene Krankheiten. Die durch Plasmodium falciparum (Malaria tropica) verursachte gefährliche Form der Malaria kommt in der gesamten Region vor, ab 1500 m Höhe ist das Risiko geringer, kein Risiko besteht auf den Inseln Réunion und Seychellen. Weit verbreitet sind auch verschiedene Formen der Filariasis; endemische Herde der Onchozerkose (Flußblindheit) bestehen in

sämtlichen Ländern mit Ausnahme des größten Teils von Kenia, ferner von Dschibuti, Gambia, Mauretanien, Mosambik, Sambia, Simbabwe, Somalia sowie der Inselstaaten im Atlantik und im Indischen Ozean. Auf der Insel Bioko (Äquatorialguinea) tritt Onchozerkose jedoch auf.
Besonders in den trockenen Gegenden kommt sowohl die kutane Leishmaniasis (Hautleishmaniose) als auch die viszerale Leishmaniasis (Kala-Azar) vor. Im Sudan wird die viszerale Leishmaniasis immer häufiger. Für Trypanosomiase (Schlafkrankheit) bestehen hauptsächlich kleine abgegrenzte Herde in sämtlichen Ländern; Ausnahmen sind Dschibuti, Eritrea, Gambia, Mauretanien, Niger, Somalia und die Inselstaaten im Atlantik und Indischen Ozean. Ferner kommen Rückfallfieber sowie durch Läuse, Flöhe und Zecken übertragene Formen des Fleckfiebers vor. Pestherde wurden aus Angola, Kenia, Madagaskar, Mosambik, Simbabwe, Tansania, Uganda und Zaire gemeldet. Sandflohbefall ist weit verbreitet. Viele Virusinfektionen werden durch Moskitos, Zecken, Sandmücken usw., die in der ganzen Region vorkommen, übertragen. In bestimmten Abständen kommt es in der nicht geimpften Bevölkerung zu größeren Gelbfieberausbrüchen.
Durch Lebensmittel und Wasser übertragene Krankheiten kommen häufig vor. Bilharziose ist überall verbreitet; Ausnahmen sind Dschibuti sowie die Inseln Kap Verde, Komoren, Réunion und Seychellen. Durch Lebensmittel verursachte Wurmkrankheiten, Dysenterien (Ruhr) und Diarrhöen (Durchfallerkrankungen) einschließlich Cholera sind weit verbreitet, ebenso Lambliasis, Typhus und Virushepatitis A, E

und Drakunkulose kommt in isolierten Infektionsherden vor. Lungenegelbefall wurde aus Gabun, Kamerun, Liberia und in jüngster Zeit auch aus Äquatorialguinea gemeldet.
Poliomyelitis ist in den meisten Ländern - mit Ausnahme von Kap Verde, Komoren, Kongo, Mauritius, Réunion und den Seychellen - endemisch. Trachom ist weit verbreitet. Im übrigen wurden Fälle des häufig tödlich verlaufenden, durch Viren der Arenagruppe verursachten hämorrhagischen Fiebers bekannt. Zu dem Erregerreservoir des Lassa-Fiebers gehören die allgemein verbreitete Nagetierart Vielzitzenratte. In einigen ländlichen Gegenden Westafrikas ist ein beträchtliches Erregerreservoir vorhanden. Reisende, die diese Gegenden besuchen, sollten besonders darauf achten, keine mit Ratten in Berührung gekommenen Nahrungsmittel zu verzehren. In Gegenden mit Viehzucht sind Echinokokkeninfektionen weit verbreitet. Epidemische Ausbrüche der Meningokokkenmeningitis können im gesamten tropischen Afrika vorkommen, insbesondere während der Trockenzeit in den Savannengebieten, eine Impfung ist möglich. Weitere gesundheitliche Gefahren sind Hepatitis B, Tollwut und Schlangenbisse.

Südliches Afrika

Botswana, Lesotho, Namibia, Republik Südafrika, Sankt Helena und Swaziland; von der Namib- und Kalahari-Wüste zu den fruchtbaren Plateaus und Ebenen sowie den gemäßigten Klimazonen der Südküste.
Durch Gliederfüßer (Arthropoden) übertragene Krankheiten wie hämorrhagisches Kongo-Krim-Fieber, Malaria, Pest, Rift-Valley-Fieber, Rückfallfieber,

Zeckenbißfieber und Fleckfieber kommen in den meisten Gebieten der Region mit Ausnahme von Sankt Helena vor, stellen aber abgesehen von der Malaria in bestimmten Gebieten kaum ein echtes Gesundheitsproblem für Reisende dar. Trypanosomiase (Schlafkrankheit) kann in Botswana und Namibia auftreten.
Durch Lebensmittel und Wasser übertragene Krankheiten sind in einigen Gebieten allgemein verbreitet, besonders Hepatitis A, Amöbiasis (Amöbenruhr) und Typhus. Bilharziose kommt in Botswana, Namibia, Swaziland und Südafrika vor.
Weitere gesundheitliche Gefahren sind Poliomyelitis, Hepatitis B und in einigen Gebieten Schlangen.

5.2 Amerika

Nordamerika

Bermudas, Grönland, Kanada, St. Pierre und Miquelon, USA einschließlich Hawaii, von der Arktis bis zu den subtropischen Küstenzonen im Süden der USA.
Hier ist das Risiko, sich mit einer übertragbaren Krankheit zu infizieren, für den Reisenden in der Regel kaum größer als im Heimatland. Es gibt Gesundheitsrisiken, die hier im allgemeinen nur minimale Vorsichtsmaßnahmen erfordern. Gelegentlich kommen vor: Pest, Wildtollwut (auch bei Fledermäusen). Rocky-Mountains-Fleckfieber, Tularämie und durch Gliederfüßer (Arthropoden) übertragene Enzephalitis, im Nordosten der USA und in den nördlichen Gebieten des mittleren Westens die Lyme-Borreliose. Weitere Gefahren sind Giftschlangen und giftige Pflanzen, wie z.B. der Giftefeu bzw. Giftsumach („poison ivy“ und „poison oak“). Im Norden sind die ex-

trem niedrigen Temperaturen im Winter eine ernstzunehmende Gefahr.
Seit 1991 ist in ganz Amerika kein Fall von Poliomyelitis mehr gemeldet worden.

Zentralamerika: Festland

Belize, Costa Rica, El Salvador, Guatemala, Honduras, Mexiko, Nicaragua und Panama, mit Wüstengebieten im Norden bis zu den tropischen Regenwäldern im Südosten.
Malaria kommt in allen Ländern vor: in Costa Rica und Panama ist sie auf einige Gebiete beschränkt, in Mexiko tritt sie hauptsächlich an der Westküste auf. Haut- und Schleimhautleishmaniosen kommen in allen Ländern vor, viszerale Leishmaniasis tritt in El Salvador, Guatemala, Honduras und Mexiko auf. Flußblindheitsherde bestehen im Süden Mexikos und in Guatemala. Die Chagas-Krankheit kommt nach den vorliegenden Meldungen in ländlichen Gegenden aller Länder, Bancrofti-Filariasis in Costa Rica, vor. In allen Ländern muß mit dem Vorkommen von Dengue-Fieber gerechnet werden.
Durch Lebensmittel und Wasser übertragene Krankheiten, Amöbenruhr, Bakterienruhr und sonstige Durchfallerkrankungen, sowie Typhus und Cholera sind in der gesamten Region weit verbreitet. Virushepatitis A kommt in der gesamten Region vor. Hepatitis E in Mexiko. Wurmkrankheiten sind verbreitet. Befall mit Lungenegeln wurde aus Costa Rica, Honduras und Panama gemeldet; Brucellose in den nördlichen Teilen der Region. Die Ursache vieler Infektionen mit Salmonella typhi in Mexico und Shigella dysenteriae Typ1 (Typhus/Ruhr) auf dem gesamten mittelameri-

kanischen Festland ist in arzneimittelresistenten Enterobakterien zu suchen.
Poliomyelitis tritt seit 1991 nicht mehr auf. Tollwut (bei Hunden und Fledermäusen) und Hepatitis B ist weit verbreitet. Außerdem besteht Gefahr durch Schlangenbisse.

Zentralamerika: Karibische Inseln

Antigua und Barbuda, Aruba, Bahamas, Barbados, Britische Jungferninseln, Dominica, Dominikanische Republik, Grenada, Guadeloupe, Haiti, Jamaika, Kaimaninseln, Kuba, Martinique, Montserrat, Niederländische Antillen, Puerto Rico, St. Kitts und Nevis, St. Lucia, St. Vincent und die Grenadinen, Trinidad und Tobago, Turks- und Caicosinseln sowie Jungferninseln unter US-Verwaltung; mit zum Teil gebirgigen Inseln mit tropischem Klima, schweren Gewitterregen und starken Stürmen zu bestimmten Jahreszeiten.
Malaria kommt nur noch in Haiti und im westlichen Teil der Dominikanischen Republik vor. Hautleishmaniose wurde kürzlich in der Dominikanischen Republik entdeckt. Infektionen durch den Leberegel sind auf Kuba verbreitet. Bancrofti-Filariose tritt auf Haiti und einigen anderen Inseln auf. Ausbrüche des Dengue-Fiebers gibt es in der gesamten Region; Tularämie auf Haiti.
Amöben- und Bakterienruhr sind sehr verbreitet. Virushepatitis A wird speziell von den nördlichen Inseln gemeldet. Bilharziose ist in der Dominikanischen Republik und auf Guadeloupe, Martinique, Puerto Rico und St. Lucia verbreitet, auf anderen Inseln kann sie sporadisch auftreten. Poliomyelitis tritt seit 1991 nicht mehr auf. Hepatitis B ist verbreitet. Weitere Gefahren-

quellen können Seeigel, Korallen, Quallen und Schlangen sein. Tollwut bei Tieren kommt vor.

Tropisches Südamerika

Bolivien, Brasilien, Ecuador, Französisch-Guayana, Kolumbien, Paraguay, Peru, Suriname und Venezuela; schmaler Küstenstreifen am Pazifischen Ozean, die hohe Andenkette mit zahlreichen, 5000–7000 m hohen Gipfeln sowie die tropischen Regenwälder im Amazonasbecken, mit nördlich und südlich angrenzenden Savannen und tropischen Trocken- oder Buschwäldern.

Malaria tropica (Erreger: Plasmodium falciparum), Malaria quartana (Plasmodium malariae) und Malaria tertiana (Plasmodium vivax) kommen in allen genannten Ländern oder Gebieten vor, desgleichen die Chagas-Krankheit, sowie die Haut- und Schleimhautleishmaniosen. Viszerale Leishmaniasis ist in Brasilien verbreitet, in Kolumbien und Venezuela ist sie weniger häufig, in Bolivien und Paraguay selten und in Peru unbekannt. Flußblindheit kommt in ländlichen Gegenden von Ecuador, Venezuela und im nördlichen Brasilien endemisch in abgeschlossenen Infektionsherden vor. Durch den Stich der fliegenähnlichen Simulium-Mücke („blackflies"), können unangenehme, teilweise schwere Reaktionen hervorgerufen werden. Dengue-Fieber tritt epidemisch auf.

Pestherde in Bolivien, Brasilien, Ecuador und Peru, Dschungelfieber in den Waldgebieten sämtlicher genannten Länder, mit Ausnahme von Paraguay und Gebieten östlich der Anden. Oroya-Fieber, durch die fliegenähnlichen Sandmücken („sandflies") übertragen, kommt in trockenen Flußtälern an den westlichen Andenhängen in Höhen bis zu 3000 m vor. Durch Läuse übertragenes Fleckfieber ist in Gebirgsgegenden von Kolumbien und Peru weit verbreitet. Amöbenruhr, Durchfallerkrankungen, Wurmbefall und Virushepatitis A sind häufig. Die Darmbilharziose kommt in Brasilien, Suriname und im nördlichen Teil Zentralvenezuelas vor. Brucellose ist weit verbreitet. Echinokokkeninfektionen treten speziell in Peru auf. 1991 wurde Peru von einer anhaltenden schweren Choleraepedemie heimgesucht, die auch auf Ecuador, Kolumbien und dann Brasilien, Chile und Bolivien übergriff. Meningokokken-Meningitis tritt epidemisch in Brasilien auf.

Poliomyelitis tritt seit 1991 nicht mehr auf. Hepatitis B und Tollwut wird aus vielen Ländern der Region gemeldet. In einigen Gebieten stellen Schlangen und Blutegel eine Gefahr dar.

Subtropisches Südamerika

Argentinien, Chile, Falklandinseln und Uruguay, mit verschiedenen gemäßigten Zonen - von der mediterranen Klimazone im westlichen Küstenstreifen über die Wasserscheide der Anden bis zu den Steppen und Wüsten Patagoniens im Süden und den Prärien im Nordosten.

Die Chagas-Krankheit ist weit verbreitet. Malaria im Nordwesten Argentiniens, Hautleishmaniose im Nordosten.

Unter den durch Lebensmittel und Wasser übertragenen Krankheiten ist die Gastroenteritis (meist Salmonellose) häufig in Argentinien, besonders in Vorstadtgebieten. Virushepatitis A und Magen-Darm-Parasitosen - letztere besonders in den Küstengebieten

sind weit verbreitet. Bandwurmbefall, Typhus, Paratyphus, Virushepatitis und Echinokokkose kommen in den anderen Ländern vor. Die Region gilt als frei von Poliomyelitis.
Milzbrand kommt als Berufkrankheit in den drei Ländern des Festlandes vor. Tollwut bei Tieren ist in Argentinien verbreitet – seit sechs Jahren mit steigender Tendenz, doch überwiegend auf städtische und stadtnahe Gebiete beschränkt. Meningokokken-Meningitis tritt epidemisch in Chile auf.

5.3 Asien

Ostasien

China, Demokratische Volksrepublik Korea, Hongkong, Japan, Macau, Mongolei und Republik Korea mit Hochgebirge, Wüsten und Steppen im Westen und verschiedenen Waldzonen im Osten bis hinunter zu den subtropischen Wäldern im Südosten.
Malaria kommt nur noch in China vor. Hämorrhagisches Fieber mit Nierenbeteiligung – durch Nagetiere übertragenes Koreanisches (hämorrhagisches) Fieber – ist verbreitet, Dengue-Fieber sowie die Japanische Enzephalitis treten als Epidemien in dieser Region auf. Durch Milben übertragenes Fleckfieber oder Buschfleckfieber kommt in den Buschgebieten im südlichen China, ferner in bestimmten Flußtälern in Japan sowie in der Republik Korea vor. Hepatitis B in der gesamten Region.
Durchfallerkrankungen und Virushepatitis A sind in den meisten Ländern allgemein verbreitet. Hepatitis E im westlichen China. Bilharziose kann man sich in vielen Wasserläufen im östlichen und südöstlichen China

zuziehen. Befall mit Leber- und Lungenegeln kommt in China, Japan, Macau und in der Republik Korea vor. Trachom, Brucellose und Leptospirosen werden in China festgestellt. Poliomyelitis tritt wahrscheinlich nur noch in China und der Mongolei auf.

Südostasien

Brunei Darussalam, Indonesien, Kambodscha, Laos, Malaysia, Myanmar, Philippinen, Singapur, Thailand und Vietnam, mit tropischen Regen- und Monsunwäldern im Nordosten über die Savannen und die tropischen Trockenwälder der Halbinsel von Indochina bis zu den tropischen Regen- und Monsunwäldern der Insel um das Südchinesische Meer.
Malaria und Filariosen sind in vielen Teilen der ländlichen Gebiete aller genannten Länder verbreitet, mit Ausnahme von Brunei und Singapur, wo nur eingeschleppte Fälle von Malaria auftreten. Pest kommt in Vietnam und Myanmar vor. Japanische Enzephalitis, Dengue-Fieber und hämorrhagisches Dengue-Fieber können epidemisch sowohl in städtischen als auch in ländlichen Gebieten auftreten. Durch Milben übertragenes Fleckfieber kommt in abgeholzten Gebieten der meisten Länder vor. In sämtlichen Ländern der Region kommen Cholera und andere wäßrige Durchfälle, Amöben- und Bakterienruhr, Typhus, Paratyphus und Virushepatitis A und E vor. Bilharziosen sind im südlichen Teil der Philippinen und in Indonesien verbreitet. Die Leberegelkrankheit kommt auf der Halbinsel von Indochina vor; Befall mit Leberegeln tritt auf der Halbinsel von Indochina, auf den Philippinen sowie in Thailand auf; Lungendistomatose ist in den meisten Ländern anzutreffen.

Poliomyelitis kommt in der gesamten Region vor, ebenso Hepatitis B. Weitere gesundheitliche Gefahren sind Tollwut, Schlangenbisse und Blutegelbefall.

Südzentralasien

Afghanistan, Armenien, Aserbaidschan, Bangladesch, Bhutan, Georgien, Indien, Iran, Kasachstan, Kirgistan, Malediven, Nepal, Pakistan, Sri Lanka, Tadschikistan, Turkmenistan, Usbekistan im Norden meist von hohen Gebirgsketten begrenzt, von den Steppen und Wüsten im Westen bis zu den Monsunwäldern und tropischen Regenwäldern im Osten und Süden.

In einigen Ländern kommt die Malaria sowohl in städtischen als auch in ländlichen Gebieten vor. Filariosen sind in Bangladesh, Indien und im südwestlichen Küstenstreifen von Sri Lanka allgemein verbreitet. Viszerale Leishmaniasis und Sandmückenfieber weisen eine zunehmende Tendenz auf. Hautleishmaniose kommt in Afghanistan, Indien (und zwar in Radschastan), Iran und Pakistan vor. Aus Afghanistan, Indien und Iran werden Fälle von Rückfallfieber (übertragen durch Zecken) gemeldet; Fleckfieber kommt in Afghanistan und Indien vor. Indien verzeichnete einen Pestausbruch im Jahr 1994. Dengue-Fieber, Bangladesch, Indien, Pakistan und Sri Lanka.

Durch Lebensmittel und Wasser übertragene Krankheiten sind in der gesamten Region allgemein verbreitet, insbesondere Cholera und andere wäßrige Durchfälle, Dysenterien, Typhus, Paratyphus, Virushepatitis A und E und Wurminfektionen. Brucellose und Echinokokkose kommen in zahlreichen Ländern dieser Region vor.

Poliomyelitis (Kinderlähmung) ist weit verbreitet, ebenso Hepatitis B. Trachom ist in Afghanistan, Indien, Iran, Nepal und Pakistan häufig. Schlangen sowie Tollwut bei Tieren stellen in den meisten Ländern dieser Region eine Gefahr dar.

Südwestasien

Bahrain, Irak, Israel, Jemen, Jordanien, Katar, Kuwait, Libanon, Oman, Saudi-Arabien, Syrien, Türkei, Vereinigte Arabische Emirate und Zypern, von den Gebirgen und Steppen im Nordwesten bis zu den ausgedehnten Wüsten und den trockenen tropischen Buschgebieten im Süden.

Kuwait ist malariafrei; auch in Bahrain, Israel, Jordanien, Katar, Libanon und Zypern kommt die Malaria nicht mehr vor. In Syrien ist die Gefahr gering, doch in den übrigen Ländern ist die Malaria in bestimmten ländlichen Gegenden verbreitet. Hautleishmaniose wird aus der gesamten Region gemeldet. Die in anderen Ländern überwiegend seltene viszerale Leishmaniasis ist im Zentralirak, im südöstlichen Teil Saudi-Arabiens, im Norden Syriens, in der Türkei und im West-Jemen verbreitet.

In den meisten Ländern kann Fleckfieber (übertragen durch Ratten sowie Zecken) vorkommen, des weiteren durch Zecken übertragenes Rückfallfieber.

Durch Lebensmittel und Wasser übertragene Krankheiten stellen in den meisten Ländern eine größere Gefahr für die Gesundheit dar. Typhus und Virushepatitis A kommen in sämtlichen Ländern vor. Bilharziosen treten im Jemen, Irak, Saudi-Arabien und Syrien auf. In vielen Ländern dieser Region sind Fälle von Brucellose weit verbreitet.

Poliomyelitis und Hepatitis B ist in der Region verbreitet. Trachom und Tollwut kommen in vielen Ländern vor.

5.4 Europa

Nordeuropa

Belgien, Dänemark einschließlich der Faröer, Deutschland, Estland, Finnland, Irland, Island, Lettland, Litauen, Luxemburg, Niederlande, Norwegen, Polen, Moldau, Russische Föderation, Schweden, Slowakische und Tschechische Republik, Ukraine, Vereinigtes Königreich einschließlich Kanalinseln und der Isle of Man, Weißrussland; von Laubwäldern und Flachland im Westen zu den Nadel- und Mischwäldern, die sich im Osten bis zum Pazifischen Ozean hinziehen.
Im südlichen Teil der ehemaligen UdSSR gibt es einige sehr kleine Infektionsherde von Malaria, des weiteren von Fleckfieber (durch Zecken übertragen) im östlichen und zentralen Teil Sibiriens; in der gesamten ehemaligen UdSSR kommt Diphtherie gehäuft vor.
In ganz Nordeuropa können auch Zeckenenzephalitis (gegen die ein Impfstoff zur Verfügung steht), Lyme-Borreliose und hämorrhagisches Kongo-Krim-Fieber auftreten.
Folgende durch Lebensmittel und Wasser übertragbare Krankheiten – abgesehen von den überall vorkommenden Durchfallerkrankungen – können festgestellt werden: Bandwurmbefall und Trichinose in bestimmten Teilen Nordeuropas, ferner Fischbandwurminfektion, die durch Süßwasserfische in Gebieten um die Ostsee übertragen wird, und Poliomyelitis und Hepa-

titis A in der ehemaligen UdSSR. Des weiteren können Fasciola-hepatica-Infektionen auftreten.
Bei Wildtieren (besonders Füchsen) ist die Tollwut in ländlichen Gegenden Nordeuropas endemisch, mit Ausnahme von Finnland, Irland, Island, Norwegen, Schweden und dem Vereinigten Königreich.

Südeuropa

Albanien, Andorra, Bosnien-Herzegowina, Bulgarien, Frankreich, Gibraltar, Griechenland, Italien, Jugoslawien, Kroatien, Liechtenstein, Makedonien, Malta, Monaco, Österreich, Portugal einschließlich der Azoren und Madeira, Rumänien, San Marino, Schweiz, Slowenien, Spanien einschließlich Kanarische Inseln sowie Ungarn; Laubwälder im Nordwesten, Alpenkette, Grasland sowie im Süden und Südosten die mediterrane Buschvegetation.
In einigen Mittelmeeranrainerländern sporadische Fälle von Fleckfieber, ferner von Westnil-Fieber (durch Moskitos übertragen). Aus demselben Gebiet werden auch Fälle von kutaner und viszeraler Leishmaniasis sowie von Phlebotomus-Fieber gemeldet.
Zeckenenzephalitis (gegen die ein Impfstoff zur Verfügung steht), Lyme-Borreliose und durch Nagetiere übertragenes hämorrhagisches Fieber mit Nierensyndrom können im östlichen und südlichen Teil der Region vorkommen.
Bakterienruhr und andere Durchfallerkrankungen sowie Hepatitis A und Typhus treten in den Sommer- und Herbstmonaten häufiger auf und weisen in den südöstlichen und südwestlichen Teilen der Region eine höhere Verbreitung auf. Brucellose kann im äußersten Südwesten und Südosten vorkommen, Echino-

kokkose im Südosten. Aus verschiedenen Ländern dieser Region wurden Fasciola-hepatica-Infektionen gemeldet; Poliomyelitis im ehemaligen Jugoslawien und Rumänien. Hepatitis B in südöstlichen Teilen demisch.
In den meisten südeuropäischen Ländern – mit Ausnahme von Gibraltar, Malta, Monaco und Portugal – gibt es Tollwut bei Tieren.

5.5 Ozeanien

Australien, Neuseeland und Antarktis

Das australische Festland umfaßt im Norden und Osten tropische Monsunwälder, im zentralen Teil tropische Trockenwälder, Savannen und Wüsten, sowie im Süden mediterrane Buschgebiete und subtropische Wälder. Neuseeland hat ein gemäßigtes Klima; die Nordinsel ist durch subtropische Wälder gekennzeichnet, die Südinsel durch Steppenvegetation und Hartholzwälder.
Reisende, die Australien und Neuseeland besuchen, sind dort im allgemeinen keinen größeren Infektionsgefahren ausgesetzt als in ihrem Heimatland. Korallen und Quallen können Badenden im Meer gefährlich werden; im nördlichen und zentralen Teil Australiens ist mit körperlicher Belastung durch große Hitze zu rechnen.

Melanesien und Mikronesien-Polynesien

Amerikanisch-Samoa, Cook-Inseln, Fidschi, Französisch-Polynesien, Guam, Kiribati, Marshallinseln, Neukaledonien, Niue, Osterinseln, Papua-Neuguinea, Salomonen, Samoa, Tokelau, Tonga, US-Treuhandgebiet Pazifikinseln, Tuvalu, Vanuatu sowie Wallis- und Futuna-Inseln; ein riesiges Seegebiet des Pazifik mit gebirgigen, von Monsun- und tropischen Regenwäldern bedeckten Inseln im Westen und kleineren Gipfeln vulkanischen Ursprungs sowie Koralleninseln im Osten.

Malaria kommt in Papua-Neuguinea vor und ist auf den Salomonen und Vanuatu verbreitet. Filariosen sind weit verbreitet. Fleckfieber wird aus Papua-Neuguinea gemeldet. Dengue-Fieber kann auf den meisten Inseln epidemisch vorkommen.

Durchfallerkrankungen, Hepatitis A, Typhus und Wurmbefall sind weit verbreitet. Der Verzehr von rohem oder gekochtem Fisch und Schalentieren kann u. U. Vergiftungen zur Folge haben. Hepatitis B ist in der Regionen endemisch.

Poliomyelitis (Kinderlähmung) kommt seit ein paar Jahren nicht mehr vor. Trachom ist in Teilen von Melanesien verbreitet. Korallen und Quallen sowie giftige Fische und Seeschlangen können Badende gefährden.

6 Die Regionen und Länder der Welt mit Impfempfehlungen und Informationen zur Malariasituation, diplomatische Vertretungen

Wie werden die Tabellen benutzt?

Sie suchen Ihr Reiseziel in der ersten Spalte. In den weiteren Spalten finden Sie dann die Maßnahmen, die in Erwägung gezogen werden müssen. Spezielle Informationen über die einzelnen Vorbeugungsmaßnahmen sowie Angaben zu Gelbfieberendemiegebieten und Vorbeugungsschemata zur Malariaprophylaxe werden in den anschließenden Kapiteln dargestellt.

> Generell ist bei allen Fernreisen der aktuelle Impfstatus für Polio, Tetanus/Diphtherie zu erheben und notwendige Auffrischimpfungen durchzuführen.

 In diesen Ländern muß bei längerem Aufenthalt in der Regel das Ergebnis eines HIV-Testes nachgewiesen bzw. ein Gesundheitszeugnis vorgelegt werden. Touristen sind davon normalerweise nicht betroffen. Erkundigen Sie sich ggf. vor Ausreise nach dem aktuellen Stand.

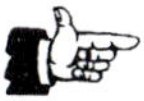 In diesen Ländern ist bei Einreise über ein Gelbfieberendemiegebiet der Nachweis einer gültigen Gelbfieberimpfung zu führen. Eine Karte der Endemieländer findet sich im Anhang. Diese Information ist nicht wichtig bei der Direkteinreise von Deutschland, Österreich oder der Schweiz kann jedoch erhebliche Bedeutung bei Reisen durch mehrere Länder haben.

D Diplomatische Vertretung für Deutschland
A Diplomatische Vertretung für Österreich
CH Diplomatische Vertretung für die Schweiz

(Die Rufnummern sind mit internationaler Vorwahl angegeben, was manchmal unter anderem für die Daheimgebliebenen praktisch sein kann. Im Land selber verwenden Sie bitte den Teil der Rufnummern nach dem Schrägstrich mit der örtlichen Vorwahl.)

Bei gesundheitlichen Problemen an Ihrem Reiseziel fragen Sie die Reiseleitung oder Ihre diplomatische Vertretung nach empfehlenswerten Ärzten.

Tabelle der Regionen

Regionen	Gelbfieber	Malaria	Typhus	Hepatitis	Cholera	Bemerkungen	Diplomatische Vertretungen
Nordafrika (Länder siehe Kapitel 5.1)	–	Risiko in einzelnen Ländern (A)	Risiko in einzelnen Ländern	Hepatitis A empfohlen, Hepatitis B Risiko in einzelnen Ländern	–	Tetanus/Diphtherie, Polio empfohlen Besondere Risiken: siehe Länder im einzelnen	Siehe einzelne Länder Länder
Zentralafrika (Länder siehe Kapitel 5.1)	Empfohlen, zum Teil vorgeschrieben	Risiko in den meisten Ländern (C)	Empfohlen	Hepatitis A empfohlen, Hepatitis B Risiko in einzelnen Ländern	Siehe einzelne Länder	Tetanus/Diphtherie, Polio empfohlen Besondere Risiken: siehe Länder im einzelnen	Siehe einzelne Länder
Südliches Afrika (Länder siehe Kapitel 5.1)	–	Risiko in einzelnen Ländern (A–C)	Risiko in einzelnen Ländern	Hepatitis A empfohlen, Hepatitis B Risiko in einzelnen Ländern	–	Tetanus/Diphtherie, Polio empfohlen Besondere Risiken: siehe Länder im einzelnen	Siehe einzelne Länder

Regionen	Gelbfieber	Malaria	Typhus	Hepatitis	Cholera	Bemerkungen	Diplomatische Vertretungen
Nordamerika (Länder siehe Kapitel 5.2)	–	–	Risiko in einzelnen Ländern	Hepatitis A Risiko in einzelnen Ländern, Hepatitis B Risiko in einzelnen Ländern	–	Tetanus, Diphtherie, Polio empfohlen Besondere Risiken: siehe Länder im einzelnen	Siehe einzelne Länder
Zentralamerika: Festland (Länder siehe (Kapitel 5.2)	Risiko in einzelnen Ländern	Risiko (A)	Empfohlen	Hepatitis A empfohlen, Hepatitis B Risiko in einzelnen Ländern	Siehe einzelne Länder	Tetanus/Diphtherie Polio empfohlen Besondere Risiken: siehe Länder im einzelnen	Siehe einzelne Länder
Zentralamerika: Karibische Inseln (Länder siehe Kapitel 5.2)	Risiko auf wenigen Inseln	Risiko auf wenigen Inseln (A)	Risiko auf einigen Inseln	Hepatitis A empfohlen, Hepatitis B Risiko auf einigen Inseln	–	Tetanus/Diphtherie, Polio empfohlen Besondere Risiken: siehe Länder im einzelnen	Siehe einzelne Länder

Tropisches Südamerika **(Länder siehe Kapitel 5.2)**	Risiko in einzelnen Ländern	Risiko in einzelnen Ländern (A–C)	Empfohlen	Hepatitis A empfohlen, Hepatitis B Risiko in den meisten Ländern	Siehe einzelne Länder	Tetanus/Diphtherie, Polio empfohlen Besondere Risiken: siehe Länder im einzelnen	Siehe einzelne Länder
Subtropisches Südamerika **(Länder siehe Kapitel 5.2)**	–	Risiko in einzelnen Ländern (A)	Risiko in einzelnen Ländern	Hepatitis A empfohlen, Hepatitis B Risiko in den meisten Ländern	–	Tetanus/Diphtherie, Polio empfohlen Besondere Risiken: siehe Länder im einzelnen	Siehe einzelne Länder
Ostasien **(Länder siehe Kapitel 5.3)**	–	Risiko in einzelnen Ländern (A–C)	Risiko in einzelnen Ländern	Hepatitis A Risiko in einzelnen Ländern, Hepatitis B Risiko in den meisten Ländern	–	Tetanus/Diphtherie, Polio empfohlen Besondere Risiken: siehe Länder im einzelnen	Siehe einzelne Länder

Regionen	Gelbfieber	Malaria	Typhus	Hepatitis	Cholera	Bemerkungen	Diplomatische Vertretungen
Südostasien (Länder siehe Kapitel 5.3)	–	Risiko in einzelnen Ländern (B–C)	Risiko in einzelnen Ländern	Hepatitis A empfohlen, Hepatitis B Risiko in den meisten Ländern	–	Tetanus/Diphtherie, Polio empfohlen Besondere Risiken: siehe Länder im einzelnen	Siehe einzelne Länder
Südzentralasien (Länder siehe Kapitel 5.3)	–	Risiko in einzelnen Ländern (A–C)	Risiko in einzelnen Ländern	Hepatitis A empfohlen, Hepatitis B Risiko in den meisten Ländern	–	Tetanus/Diphtherie, Polio empfohlen Besondere Risiken: siehe Länder im einzelnen	Siehe einzelne Länder
Südwestasien (Länder siehe Kapitel 5.3)	–	Risiko in einzelnen Ländern (A–B)	Risiko in einzelnen Ländern	Hepatitis A empfohlen, Hepatitis B Risiko in den meisten Ländern	–	Tetanus/Diphtherie, Polio empfohlen Besondere Risiken: siehe Länder im einzelnen	Siehe einzelne Länder

Nordeuropa **(Länder siehe Kapitel 5.4)**	–	–	Risiko in einzelnen Ländern	Hepatitis A Risiko in einzelnen Ländern, Hepatitis B Risiko in einzelnen Ländern	–	Tetanus/Diphtherie, Polio empfohlen Besondere Risiken: siehe Länder im einzelnen	Siehe einzelne Länder
Südeuropa **(Länder siehe Kapitel 5.4)**	–	Risiko in einzelnen Ländern (A)	Risiko in einzelnen Ländern	Hepatitis A Risiko in einzelnen Ländern, Hepatitis B Risiko in einzelnen Ländern	–	Tetanus/Diphtherie, Polio empfohlen Besondere Risiken: siehe Länder im einzelnen	Siehe einzelne Länder
Australien, Neuseeland und Antarktis **(Länder siehe Kapitel 5.5)**	–	–	–	Hepatitis A empfohlen, Hepatitis B Risiko in einzelnen Ländern	–	Tetanus/Diphtherie, Polio empfohlen Besondere Risiken: siehe Länder im einzelnen	Siehe einzelne Länder

Regionen	Gelbfieber	Malaria	Typhus	Hepatitis	Cholera	Bemerkungen	Diplomatische Vertretungen
Melanesien und Mikronesien-Polynesien 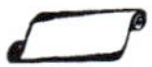 **(Länder siehe Kapitel 5.5)**	– 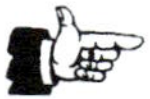	Risiko auf einzelnen Inseln (C)	Empfohlen	Hepatitis A empfohlen, Hepatitis B Risiko auf einzelnen Inseln	–	Tetanus/Diphtherie, Polio empfohlen Besondere Risiken: siehe Länder im einzelnen	Siehe einzelne Länder

Tabelle der Länder

Länder	Gelbfieber	Malaria	Typhus	Hepatitis	Cholera	Bemerkungen	Diplomatische Vertretungen
Ägypten	–	Geringes Risiko Mai bis Oktober ländliche Gebiete(A)	Empfohlen	Hepatitis A empfohlen, Hepatitis B evtl.	–	Tetanus/Diphtherie, Polio empfohlen Besondere Risiken: Durchfallerkrankungen, Bilharziose, Tollwut	**D:** Botschaft, Kairo Tel. 0 02 02/3 41 00 15 **A:** Botschaft, Kairo Tel. 0 02 02/5 70 29 75 **CH:** Botschaft, Kairo Tel. 0 02 02/5 75 81 33, 5 75 82 84, 77 05 45
Äquatorial-Guinea	Empfohlen, oft verlangt	Hohes Risiko ganzjährig, im ganzen Land (C)	Empfohlen	Hepatitis A empfohlen, Hepatitis B empfohlen	Evtl. verlangt	Tetanus/Diphtherie, Polio empfohlen Besondere Risiken: Durchfallerkrankungen, Bilharziose	**D:** Botschaft, Jaunde/Kamerun Tel. 0 02 37/21 00 56, 20 05 56
Äthiopien	Empfohlen, oft verlangt	Hohes Risiko ganzjährig, Gebiete unterhalb 2000 m (C)	Empfohlen	Hepatitis A empfohlen, Hepatitis B empfohlen	–	Tetanus/Diphtherie, Polio empfohlen Besondere Risiken: Durchfallerkrankungen, Fleckfieber, Bilharziose, Tollwut	**D:** Botschaft, Addis Abeba Tel. 00 25 11/55 04 33 **A:** Botschaft, Addis Abeba Tel. 00 25 11/71 21 44 **CH:** Botschaft, Addis Abeba Tel. 00 25 11/71 11 07, 71 05 77

Land	Gelbfieber	Malaria	Typhus	Hepatitis	Cholera	Bemerkungen	Diplomatische Vertretungen
Afghanistan	–	Geringes bis mittleres Risiko Mai bis November Gebiete unterhalb 2000 m (B)	Empfohlen	Hepatitis A empfohlen, Hepatitis B empfohlen	–	Tetanus/Diphtherie, Polio empfohlen Besondere Risiken: Durchfallerkrankungen, Hautleishmaniose	Kabul Die Botschaften von Deutschland, Österreich und der Schweiz sind derzeit nicht besetzt.
Albanien	–	–	Evtl.	Hepatitis A empfohlen, Hepatitis B evtl.	–	Tetanus/Diphtherie, Polio empfohlen Besondere Risiken: Durchfallerkrankungen, FSME	**D:** Botschaft, Tirana Tel. 0 03 55 42/3 20 48, 3 20 50, 3 34 99, 3 33 75 **A:** Botschaft, Tirana Tel. 0 03 55 42/3 31 40 **CH:** Botschaft, Tirana Tel. 0 03 55 42/3 48 90
Algerien	–	Geringes Risiko ganzjährig-nur in der südlichen Sahara-Region (A)	Empfohlen	Hepatitis A empfohlen, Hepatitis B evtl.	–	Tetanus/Diphtherie, Polio empfohlen Besondere Risiken: Durchfallerkrankungen, Bilharziose, Tollwut	**D:** Botschaft, Algier Tel. 00 21 32/4 19 41 **A:** Botschaft, Algier Tel. 00 21 32/56 29 09 **CH:** Botschaft, Algier Tel. 00 21 32/73 73 10, 73 82 50, 73 95 43, 73 73 54

Angola	Empfohlen oft verlangt ☞	Hohes Risiko ganzjährig im ganzen Land (C)	Empfohlen	Hepatitis A empfohlen, Hepatitis B empfohlen	Evtl. verlangt	Tetanus/Diphtherie, Polio empfohlen Besondere Risiken: Durchfallerkrankungen, Tollwut, Schlafkrankheit vorwiegend im Nordwesten	**D:** Botschaft, Luanda Tel. 00 24 42/33 47 73, 33 45 16 **A:** Botschaft siehe Zimbabwe **CH:** Botschaft, Luanda Tel. 00 24 42/33 83 14
Antigua und Barbuda	- ☞	-	Evtl.	Hepatitis A empfohlen, Hepatitis B evtl.	-	Tetanus/Diphtherie, (Polio) empfohlen Besondere Risiken: Durchfallerkrankungen, Bilharziose, Dengue-Fieber	**D:** Botschaft, Port of Spain/Trinidad und Tobago Tel. 00 18 09/6 28 16 30/32 **A:** Botschaft, Caracas, Venezuela Tel. 0 05 82/91 99 11, 91 98 44 **CH:** Botschaft, Caracas, Venezuela Tel. 0 05 82/951 40 64, 9 51 41 66, 9 51 42 73, 9 51 46 06

Land	Gelbfieber	Malaria	Typhus	Hepatitis	Cholera	Bemerkungen	Diplomatische Vertretungen
Argentinien	–	Geringes Risiko Oktober bis Mai Gebiete unterhalb 1200 m im Norden (Provinz Salta und Jujuy, Misiones und Corrientes) (A)	Evtl.	Hepatitis A empfohlen, Hepatitis B evtl.	–	Tetanus/Diphtherie, (Polio) empfohlen Besondere Risiken: Durchfallerkrankungen	**D:** Botschaft, Buenos Aires Tel. 0 05 41/7 78 25 00 **A:** Botschaft, Buenos Aires Tel. 0 05 41/8 02 71 95 **CH:** Botschaft, Buenos, Aires Tel. 0 05 41/3 11 64 91/95
Armenien	–	–	Evtl.	Hepatitis A empfohlen, Hepatitis B evtl.	–	Tetanus/Diphtherie, Polio empfohlen Besondere Risiken: Durchfallerkrankungen,	**D:** Botschaft, Eriwan Tel. 00 37 42/53 67 74
Aruba	– ☞	–	Evtl.	Hepatitis A empfohlen, Hepatitis B evtl.	–	Tetanus/Diphtherie, (Polio) empfohlen Besondere Risiken: Durchfallerkrankungen	

Aserbaidschan	–	Geringes Risiko (A)	Evtl.	Hepatitis A empfohlen, Hepatitis B evtl.	–	Tetanus/Diphtherie, Polio empfohlen Besondere Risiken: Durchfallerkrankungen	**D:** Botschaft, Baku Tel. 0 09 94 12/98 78 19
Australien	–	–	Evtl.	Hepatitis A evtl., Hepatitis B evtl.	–	Tetanus/Diphtherie, Polio empfohlen Besondere Risiken: UV-Strahlung der Sonne	**D:** Botschaft, Canberra Tel. 0 06 16/70 19 11 **A:** Botschaft, Canberra Tel. 0 06 16/2 95 13 76, **CH:** Botschaft, Canberra Tel. 0 06 16/2 73 39 77
Azoren	–	–	–	Hepatitis A evtl., Hepatitis B evtl.	–	Tetanus/Diphtherie, Polio empfohlen Besondere Risiken: Durchfallerkrankungen	
Bahamas	–	–	Evtl.	Hepatitis A empfohlen, Hepatitis B evtl.	–	Tetanus/Diphtherie, (Polio) empfohlen Besondere Risiken: Durchfallerkrankungen, Dengue-Fieber	

Land	Gelbfieber	Malaria	Typhus	Hepatitis	Cholera	Bemerkungen	Diplomatische Vertretungen
Bahrein	–	–	Evtl.	Hepatitis A empfohlen, Hepatitis B evtl.	–	Tetanus/Diphtherie, Polio empfohlen Besondere Risiken: Durchfallerkrankungen	**D:** Botschaft, Manama Tel. 0 09 73/53 02
Balearen	–	–	–	Hepatitis A evtl., Hepatitis B evtl.	–	Tetanus/Diphtherie, Polio empfohlen Besondere Risiken: Durchfallerkrankungen, Zeckenbissfieber	
Bali (Indonesien)	– 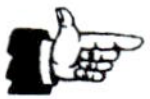	Geringes Risiko Touristengebiete (C)	Evtl.	Hepatitis A empfohlen, Hepatitis B evtl.	–	Tetanus/Diphtherie, Polio empfohlen Besondere Risiken: Durchfallerkrankungen, Typhus, Tollwut, Dengue-Fieber	**D:** Botschaft, Jakarta Tel. 00 62 21/3 90 17 50

Bangladesh	–	Mittleres bis hohes Risiko ganzjährig, im ganzen Land (B, im Osten und Nordosten (C)	Empfohlen	Hepatitis A empfohlen, Hepatitis B empfohlen	–	Tetanus/Diphtherie, Polio empfohlen Besondere Risiken: Durchfallerkrankungen, Typhus, Cholera, Tollwut, Dengue-Fieber	**D:** Botschaft, Dhaka Tel. 00 88 02/88 47 34-7 **CH:** Botschaft, Dhaka Tel. 00 88 02/60 01 81/82 88 55 29
Barbados	–	–	Evtl.	Hepatitis A empfohlen, Hepatitis B evtl.	–	Tetanus/Diphtherie, (Polio) empfohlen Besondere Risiken: Durchfallerkrankungen, Dengue-Fieber	**D:** Botschaft, Port of Spain/Trinidad und Tabago Tel. 00 18 09/6 28 16 30/32 **A:** Botschaft, Tel. 0 05 82/91 99 11 91 98 44 **CH:** Botschaft, Caracas, Venezuela Tel. 0 05 82/951 40 64, 9 51 41 66, 9 51 42 73
Belau (Palau)	–	–	Evtl.	Hepatitis A empfohlen, Hepatitis B evtl.	–	Tetanus/Diphtherie, Polio empfohlen Besondere Risiken: Durchfallerkrankungen, Dengue-Fieber	

Land	Gelbfieber	Malaria	Typhus	Hepatitis	Cholera	Bemerkungen	Diplomatische Vertretungen
Belgien	–	–	–	–	–	Tetanus/Diphtherie, Polio empfohlen	**D:** Botschaft, Brüssel Tel. 0 032 2/7 74 19 11 **A:** Botschaft, Brüssel Tel. 0 03 22/6 49 38 50 6 49 91 70, 6 49 38 09 **CH:** Botschaft, Brüssel Tel. 0 03 22/2 30 61 45
Belize	–	Geringes bis mittleres Risiko ganzjährig im ganzen Land mit Ausnahme von Belize Distrikt und Städten (A)	Evtl.	Hepatitis A empfohlen, Hepatitis B empfohlen	Evtl. verlangt	Tetanus/Diphtherie, Polio empfohlen Besondere Risiken: Durchfallerkrankungen, Tollwut, Dengue-Fieber	

Benin	Vorge-schrieben	Hohes Risiko ganzjährig, alle Landes-teile (C)	Empfohlen	Hepatitis A empfohlen, Hepatitis B empfohlen	Evtl. verlangt	Tetanus/Diphtherie, Polio empfohlen Besondere Risiken: Durchfallerkrankungen, Bilharziose	**D:** Botschaft, Cotonou Tel. 0 02 29/31 29 67/68 **A:** Botschaft, Abidjan Tel. 0 02 25/21 25 00 21 26 51 **CH:** Botschaft, Lagos Tel. 00 23 41/2 61 38 48, 2 61 39 18, 2 61 01 83
Bermuda	–	–	Evtl.	Hepatitis A empfohlen, Hepatitis B evtl.	–	Tetanus/Diphtherie, (Polio) empfohlen Besondere Risiken: Durchfallerkrankungen, Dengue-Fieber	
Bhutan	– 	Mittleres Risiko ganzjährig, ländliche Gebiete unterhalb 2500 m (B)	Empfohlen	Hepatitis A empfohlen, Hepaitis B empfohlen	–	Tetanus/Diphtherie, Polio empfohlen Besondere Risiken: Durchfallerkrankungen,	

Land	Gelbfieber	Malaria	Typhus	Hepatitis	Cholera	Bemerkungen	Diplomatische Vertretungen
Bismarck-Archipel (Papua-Neuguinea)	–	Hohes Risiko ganzjährig im ganzen Land (C)	Empfohlen	Hepatitis A empfohlen, Hepatitis B empfohlen	–	Tetanus/Diphtherie, Polio empfohlen Besondere Risiken: Durchfallerkrankungen Dengue-Fieber	
Bissargos-Inseln (Guinea Bissau)	Empfohlen	Hohes Risiko ganzjährig im ganzen Land (C)	Empfohlen	Hepatitis A empfohlen, Hepatitis B empfohlen	–	Tetanus/Diphtherie, Polio empfohlen Besondere Risiken: Durchfallerkrankungen, Bilharziose	
Bolivien	Empfohlen	Geringes bis hohes Risiko ganzjährig, ländliche Gebiete unterhalb 2500 m (A im Süden, C im Norden)	Empfohlen	Hepatitis A empfohlen, Hepatitis B empfohlen	Evtl. verlangt	Tetanus/Diphtherie, (Polio) empfohlen Besondere Risiken: Durchfallerkrankungen, Chagas-Krankheit, Dengue-Fieber	**D:** Botschaft, La Paz Tel. 00 59 12/43 08 50/54 **A:** Botschaft, Lima Tel. 0 05 11/4 42 05 03, 4 42 18 07 **CH:** Botschaft, La Paz Tel. 00 59 12/35 30 91, 35 57 70

Bonaire (Niederländische Antillen)	–	–	Evtl.	Hepatitis A empfohlen, Hepatitis B evtl.	–	Tetanus/Diphtherie, (Polio) empfohlen Besondere Risiken: Durchfallerkrankungen, Dengue-Fieber	
Borneo (Malaysia)	–	Geringes bis mittleres Risiko ganzjährig, aber nur in einigen Gebieten im Hinterland (B), Städte und Küstenregionen sind malariafrei [mit Ausnahme von Sabah (C)]	Empfohlen	Hepatitis A empfohlen, Hepatitis B evtl.	–	Tetanus/Diphtherie, Polio empfohlen Besondere Risiken: Durchfallerkrankungen, Bilharziose, Dengue-Fieber, Meningitis	**D:** Botschaft, Kuala Lumpur Tel. 0 06 03/2 42 96 66

Land	Gelbfieber	Malaria	Typhus	Hepatitis	Cholera	Bemerkungen	Diplomatische Vertretungen
Bosnien-Herzegowina	–	–	Evtl.	Hepatitis A empfohlen, Hepatitis B evtl.	–	Tetanus/Diphtherie, Polio empfohlen Besondere Risiken: Durchfallerkrankungen, FSME, Tollwut	**D:** Botschaft, Sarajevo Tel. 0 03 87 71/48 31 76
Botswana	–	Hohes Risiko November bis Juni in den nördlichen Landesteilen (C), mittleres Risiko in der übrigen Zeit (A)	Empfohlen	Hepatitis A empfohlen, Hepatitis B empfohlen	–	Tetanus, Diphtherie, Polio empfohlen Besondere Risiken: Durchfallerkrankungen, Bilharziose, Tollwut	**D:** Botschaft, Gaborone Tel. 0 02 67/35 31 43 **A:** Botschaft, Pretoria Tel. 00 27 12/46 33 61 46 33 64 **CH:** Generalkonsulat, Johannesburg Tel. 00 27 11/4 42 75 00, 4 42 75 03, 4 42 75 44, 4 42 75 55
Bougainville (Papua-Neuguinea)	–	Hohes Risiko ganzjährig im ganzen Land (C)	Empfohlen	Hepatitis A empfohlen, Hepatitis B empfohlen	–	Tetanus/Diphtherie, Polio empfohlen Besondere Risiken: Durchfallerkrankungen, Dengue-Fieber	

Brasilien	Empfohlen für Reisen ins Landesinnere (nördl. 15° südl. Breite und westl. des Rio Gurupi, z.B. Manaos)	Geringes bis hohes Risiko ganzjährig, Gebiete nördl. 12° südl. Breite unterhalb 900 m (d.h. eine horizontale Linie durch die Stadt Salvador) (C, sonst A)	Evtl.	Hepatitis A empfohlen, Hepatitis B evtl.	–	Tetanus/Diphtherie, (Polio) empfohlen Besondere Risiken: Durchfallerkrankungen, Bilharziose, Dengue-Fieber	**D:** Botschaft, Brasilia Tel. 00 55 61/2 44 72 73 **A:** Botschaft, Brasilia Tel. 00 55 61/2 43 31 11, 2 43 33 73 **CH:** Botschaft, Brasilia Tel. 00 55 61/2 44 55 00, 2 44 56 11, 2 44 83 85
Brunei-Darassalam	–	–	Empfohlen	Hepatitis A empfohlen, Hepatitis B empfohlen	–	Tetanus/Diphtherie, Polio empfohlen Besondere Risiken: Durchfallerkrankungen, Dengue-Fieber	**D:** Botschaft Bandar Seri Begawan Tel. 00 67 32/22 55 47 **A:** Botschaft, Kuala Lumpur, Malaysia Tel. 0 06 03/2 48 43 77, 2 48 43 59 **CH:** Botschaft, Singapur Tel. 00 65/4 68 57 88

Land	Gelbfieber	Malaria	Typhus	Hepatitis	Cholera	Bemerkungen	Diplomatische Vertretungen
Bulgarien	–	–	Evtl.	Hepatitis A empfohlen, Hepatitis B evtl.	–	Tetanus/Diphtherie, Polio empfohlen Besondere Risiken: Durchfallerkrankungen	**D:** Botschaft, Sofia Tel. 00 35 92/9 63 45 18 **A:** Botschaft, Sofia Tel. 00 35 92/80 35 72/73 **CH:** Botschaft, Sofia Tel. 00 35 92/9 46 01 97, 44 31 98, 44 34 30
Burkina Faso	Vorge-schrieben	Hohes Risiko ganzjährig im ganzen Land (C)	Empfohlen	Hepatitis A empfohlen, Hepatitis B empfohlen	–	Tetanus/Diphtherie, Polio empfohlen Besondere Risiken: Durchfallerkrankungen, Bilharziose	**D:** Botschaft, Ouagadougou Tel. 0 02 26/30 67 31 **A:** Botschaft, Abidjan Tel. 0 02 25/1 25 00 **CH:** Botschaft, Abidjan Tel. 0 02 25/21 17 21, 21 30 02

Burma (Myanmar)	–	Hohes Risiko ganzjährig in allen Landesteilen (C) unterhalb 1000 m, Städte und Gebiete oberhalb 1000 m malariafrei (Multiresistenzen)	Empfohlen	Hepatitis A empfohlen, Hepatitis B evtl.	–	Tetanus/Diphtherie, Polio empfohlen Besondere Risiken: Durchfallerkrankungen, Japanische Enzephalitis, Dengue-Fieber	**D:** Botschaft. Rangun Tel. 0 09 51/54 89 51-53
Burundi	Empfohlen	Hohes Risiko ganzjährig im ganzen Land (C)	Empfohlen	Hepatitis A empfohlen, Hepatitis B empfohlen	–	Tetanus/Diphtherie, Polio empfohlen Besondere Risiken: Durchfallerkrankungen, Bilharziose, Tollwut	**D:** Botschaft, Bujumbura Tel. 0 02 57/22 64 12/16 **A:** Botschaft, Nairobi, Kenia Tel. 00 25 42/2 28 28 81/82, 33 32 72 **CH:** Botschaft, Nairobi/Kenia Tel. 00 25 42/22 87 35/36, 22 77 36

Land	Gelbfieber	Malaria	Typhus	Hepatitis	Cholera	Bemerkungen	Diplomatische Vertretungen
Cabinda (Angola)	Empfohlen, evtl. verlangt 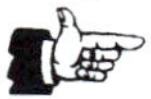	Hohes Risiko ganzjährig im ganzen Land (C)	Empfohlen	Hepatitis A empfohlen, Hepatitis B empfohlen	Evtl. verlangt	Tetanus/Diphtherie, Polio empfohlen Besondere Risiken: Durchfallerkrankungen, Schlafkrankheit vorwiegend im Nordwesten	**D:** Botschaft, Luanda Tel. 00 24 42/33 47 73, 33 45 16 **CH:** Botschaft, Luanda Tel. 00 24 42/33 83 14
Cabrera (Balearen)	–	–	–	Hepatitis A evtl., Hepatitis B evtl.	–	Tetanus/Diphtherie, Polio empfohlen Besondere Risiken: Durchfallerkrankungen	
Chile 	–	–	Evtl.	Hepatitis A empfohlen, Hepatitis B empfohlen	Evtl. verlangt	Tetanus/Diphtherie, (Polio) empfohlen Besondere Risiken: Durchfallerkrankungen	**D:** Botschaft Santiago de Chile Tel. 0 05 62/6 33 50 31-35 **A:** Botschaft Santiago de Chile Tel. 0 05 62/2 23 47 74 **CH:** Botschaft Santiago de Chile Tel. 0 05 62/2 32 26 93, 2 32 18 72, 2 31 53 41

China	–	Geringes bis hohes Risiko ganzjährig südl. 25° nördl. Breite, Mai bis Dezember zwischen 25° und 33° N, Juli bis November auch nördl. d. 33° N, größere Städte sind frei (A, Süden C)	Evtl.	Hepatitis A empfohlen, Hepatitis B empfohlen	–	Tetanus/Diphtherie, Polio empfohlen Besondere Risiken: Durchfallerkrankungen, Tollwut, Japanische Enzephalitis, Bilharziose	**D:** Botschaft, Peking Tel. 00 86 10/5 32 21 61/65 **A:** Botschaft, Peking Tel. 00 86 10/65 32 20 61 **CH:** Botschaft, Peking Tel. 00 86 10/65 32 27 36/38
Comino (Malta)	–	–	–	Hepatitis A empfohlen, Hepatitis B evtl.	–	Tetanus/Diphtherie, Polio empfohlen Besondere Risiken: Durchfallerkrankungen	

Land	Gelbfieber	Malaria	Typhus	Hepatitis	Cholera	Bemerkungen	Diplomatische Vertretungen
Cook-Inseln	–	–	Evtl.	Hepatitis A empfohlen, Hepatitis B evtl.	–	Tetanus/Diphtherie, Polio empfohlen Besondere Risiken: Durchfallerkrankungen, Dengue-Fieber	**D:** Botschaft, Wellington/Neuseeland Tel. 0 06 44/4 73 60 63 **A:** Botschaft, Canberra/Australien Tel. 0 06 16/2 95 13 76, 2 95 15 33 **CH:** Botschaft, Wellington/Neuseeland Tel. 0 06 44/4 72 15 93/94
Costa Rica	–	Geringes Risiko ganzjährig, ländliche Gebiete unterhalb 500 m (A)	Evtl.	Hepatitis A empfohlen, Hepatitis B empfohlen	Evtl. verlangt	Tetanus/Diphtherie, (Polio) empfohlen Besondere Risiken: Durchfallerkrankungen, Tollwut, Dengue-Fieber	**D:** Botschaft, San José Tel. 0 05 06/2 32 55 33 **A:** Botschaft, Mexiko City Tel. 0 05 25/2 51 97 92, 2 51 16 06 **CH:** Botschaft, San José Tel. 0 05 06/2 21 48 29, 2 22 32 29, 2 33 00 52

Dänemark	–	–	–	–	–	Tetanus/Diphtherie, Polio empfohlen	**D:** Botschaft, Kopenhagen Tel. 00 45/35 26 16 22 **A:** Botschaft, Kopenhagen Tel. 00 45/39 29 41 41 **CH:** Botschaft, Kopenhagen Tel. 00 45/33 14 17 96
Dominica	– ☞	–	Evtl.	Hepatitis A empfohlen, Hepatitis B evtl.	–	Tetanus/Diphtherie, (Polio) empfohlen Besondere Risiken: Durchfallerkrankungen, Dengue-Fieber, Bilharziose	

Land	Gelbfieber	Malaria	Typhus	Hepatitis	Cholera	Bemerkungen	Diplomatische Vertretungen
Dominikanische Republik	–	Geringes bis mittleres Risiko ganzjährig, ländliche Gebiete, zum Teil auch Städte (A), Beach resorts frei	Evtl.	Hepatitis A empfohlen, Hepatitis B evtl.	–	Tetanus/Diphtherie, (Polio) empfohlen Besondere Risiken: Durchfallerkrankungen, Dengue-Fieber, Bilharziose	**D:** Botschaft, Santo Domingo Tel. 00 18 09/5 65-88 11 **A:** Botschaft, Caracas/Venezuela Tel. 0 05 82/91 38 63, 91 39 79, 92 29 56 **CH:** Generalkonsulat, Santa Domingo Tel. 00 18 09/6 85-01 26 /27 6 88-95 98
Dschibuti	Empfohlen	Hohes Risiko ganzjährig im ganzen Land (C)	Empfohlen	Hepatitis A empfohlen, Hepatitis B empfohlen	–	Tetanus/Diphtherie, Polio empfohlen Besondere Risiken: Durchfallerkrankungen, Bilharziose, Tollwut, AIDS	

Ecuador	Empfohlen für Reisen ins Landesinnere	Hohes Risiko ganzjährig, Gebiete unterhalb 1500 m (C) Städte und Galapagos-Inseln gelten als malariafrei	Empfohlen	Hepatitis A empfohlen, Hepatitis B empfohlen	Evtl. verlangt	Tetanus/Diphtherie, (Polio) empfohlen Besondere Risiken: Durchfallerkrankungen, Dengue-Fieber, Tollwut	**D:** Botschaft, Quito Tel. 00 59 32/22 56 60 **A:** Botschaft, Bogotà/Kolumbien Tel. 0 05 71/2 35 66 28 **CH:** Botschaft. Quito Tel. 00 59 32/43 41 13 43 49 48/49
El Salvador	–	Geringes bis mittleres Risiko ganzjährig im ganzen Land unterhalb 600 m (A)	Evtl.	Hepatitis A empfohlen, Hepatitis B empfohlen	Evtl. verlangt	Tetanus/Diphtherie, (Polio) empfohlen Besondere Risiken: Durchfallerkrankungen, Dengue-Fieber	**D:** Botschaft, San Salvador Tel. 0 05 03/2 23-61 40 **A:** Honorargeneralkonsulat, San Salvador Tel. 0 05 03/2 23 89 93 **CH:** Botschaft, Guatemala Tel. 00 50 22/34 07 43/44, 31 37 25/26, 36 57 26, 34 76 47, 34 76 49

Land	Gelbfieber	Malaria	Typhus	Hepatitis	Cholera	Bemerkungen	Diplomatische Vertretungen
Elfenbeinküste (Cote d'Ivoire)	Vorgeschrieben	Hohes Risiko ganzjährig im ganzen Land (C)	Empfohlen	Hepatitis A empfohlen, Hepatitis B empfohlen	–	Tetanus/Diphtherie, Polio empfohlen Besondere Risiken: Durchfallerkrankungen, Bilharziose, AIDS Tollwut	
Eritrea	Empfohlen	Hohes Risiko ganzjährig im ganzen Land unterhalb 2000 m (C)	Empfohlen	Hepatitis A empfohlen, Hepatitis B empfohlen	–	Tetanus/Diphtherie, Polio empfohlen Besondere Riskiken: Durchfallerkrankungen, Bilharziose, Zeckenbißfieber	**D:** Botschaft, Asmara Tel. 0 02 91/2 65 81 **A:** Botschaft, Addis Abeba Tel. 00 25 11/71 21 44 **CH:** Botschaft, Addis Abeba Tel. 00 25 11/71 11 07, 71 05 77
Estland	–	–	–	Hepatitis A empfohlen, Hepatitis B evtl.	–	Tetanus/Diphtherie, Polio empfohlen Besondere Risiken: Durchfallerkrankungen, FSME	**D:** Botschaft, Tallinn Tel. 00 37 26/31 39 70 **A:** Botschaft, Helsinki/Finnland Tel. 00 35 80/17 13 22 **CH:** Botschaft, Helsinki/Finnland Tel. 00 35 80/64 94 22

Falklandinseln	–	–	–	–	–	Tetanus/Diphtherie, (Polio) empfohlen	
Faröer	–	–	–	–	–	Tetanus/Diphtherie, Polio empfohlen	
Fidschi	– 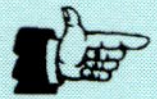	–	Evtl.	Hepatitis A empfohlen, Hepatitis B evtl.	–	Tetanus/Diphtherie, Polio empfohlen Besondere Risiken: Durchfallerkrankungen, Dengue-Fieber	
Finnland	–	–	–	–	–	Tetanus/Diphtherie, Polio empfohlen Besondere Risiken: FSME	D: Botschaft, Helsinki Tel. 00 35 80/4 58 23 55 A: Botschaft, Helsinki Tel. 00 35 80/63 41 41, 17 13 22, 17 15 27 CH: Botschaft, Helsinki Tel. 00 35 80/64 94 22
Formentera	–	–	–	Hepatitis A evtl., Hepatitis B evtl.	–	Tetanus/Diphtherie, Polio empfohlen	

Land	Gelbfieber	Malaria	Typhus	Hepatitis	Cholera	Bemerkungen	Diplomatische Vertretungen
Frankreich	–	–	–	–	–	Tetanus/Diphtherie, Polio empfohlen	**D:** Botschaft, Paris Tel. 0 03 31/53 83 45 00 **A:** Botschaft, Paris Tel. 0 03 31/45 55 95 66 **CH:** Botschaft, Paris Tel. 0 03 31/1 40 55 67 00
Franz. Guyana	Vorgeschrieben	Mittleres Risiko ganzjährig im ganzen Land (C), Stadtgebiet Kuorou und Cayenne frei	Empfohlen	Hepatitis A empfohlen, Hepatitis B empfohlen	–	Tetanus/Diphtherie, (Polio empfohlen) Besondere Risiken: Durchfallerkrankungen Dengue-Fieber	**A:** Botschaft, Caracas/Venezuela Tel. 0 05 82/91 38 63, 91 39 79
Franz. Polynesien	–	–	Empfohlen	Hepatitis A empfohlen, Hepatitis B evtl.	–	Tetanus/Diphthterie, Polio empfohlen Besondere Risiken: Durchfallerkrankungen, Dengue-Fieber	**A:** Konsulat, Pepeete/Tahiti Tel. 0 06 89/43 91 14 **CH:** Konsulat, Pepeete/Tahiti Tel. 0 06 89/43 91 14

Fuerteventura	–	–	–	Hepatitis A evtl., Hepatitis B evtl.	–	Tetanus/Diphtherie, Polio empfohlen	
Gabun	Vorgeschrieben	Hohes Risiko ganzjährig im ganzen Land (C)	Empfohlen	Hepatitis A empfohlen, Hepatitis B empfohlen	Evtl. verlangt	Tetanus/Diphtherie, Polio empfohlen Besondere Risiken: Durchfallerkrankungen, Bilharziose, Filariose, Tollwut	**D:** Botschaft, Libreville Tel. 0 02 41/76 01 88 **A:** Botschaft, Lagos Tel. 00 23 41/2 61 60 81 **CH:** Botschaft, Kinshasa/Zaire Tel. 0 02 34 12/3 42 34, 3 42 43
Galapagos (Ecuador)	–	–	Empfohlen	Hepatitis A empfohlen, Hepatitis B evtl.	Evtl. verlangt	Tetanus/Diphtherie, (Polio) empfohlen Besondere Risiken: Durchfallerkrankungen	**D:** Botschaft Quito Tel. 00 59 32/22 56 60 **A:** Botschaft Bogotà/Kolumbien Tel. 0 05 71/2 35 66 28, **CH:** Botschaft, Quito Tel. 00 59 32/43 41 13, 43 49 48/49

Land	Gelbfieber	Malaria	Typhus	Hepatitis	Cholera	Bemerkungen	Diplomatische Vertretungen
Gambia	Empfohlen ☞	Hohes Risiko ganzjährig im ganzen Land (C)	Empfohlen	Hepatitis A empfohlen, Hepatitis B empfohlen	Evtl. verlangt	Tetanus/Diphtherie, Polio empfohlen Besondere Risiken: Durchfallerkrankungen, Bilharziose	**D:** Botschaft, Dakar/Senegal Tel. 0 02 21/23 25 19, 23 48 84 **A:** Botschaft, Dakar/Senegal Tel. 0 02 21/22 38 86 **CH:** Botschaft, Dakar/Senegal Tel. 0 02 21/23 58 48
Georgien	–	–	Evtl.	Hepatitis A empfohlen, Hepatitis B evtl.	–	Tetanus/Diphtherie, Polio empfohlen Besondere Risiken: Durchfallerkrankungen, Diphtherie	**D:** Botschaft, Tiflis Tel. 0 09 95 32/95 33 26
Ghana	Vorge-schrieben	Hohes Risiko im ganzen Land (C)	Empfohlen	Hepatitis A empfohlen, Hepatitis B empfohlen	Evtl. verlangt	Tetanus/Diphtherie, Polio empfohlen Besondere Risiken: Durchfallerkrankungen, Bilharziose, Tollwut	**D:** Botschaft, Accra Tel. 0 02 33 21/22 13 11 **A:** Botschaft, Abidjan Tel. 0 02 25/21 25 00 **CH:** Botschaft, Accra Tel. 0 02 33 21/22 81 25, 22 81 85

Gibraltar	–	–	–	Hepatitis A evtl., Hepatitis B evtl.	–	Tetanus/Diphtherie, Polio empfohlen Besondere Risiken: Durchfallerkrankungen	**D:** Botschaft, London Tel. 0 04 41 71/8 24 13 00 **A:** Botschaft, London Tel. 0 04 41 71/2 35 37 31 **CH:** Botschaft, London Tel. 0 04 41 71/7 23 07 01
Gran Canaria	–	–	–	Hepatitis A evtl., Hepatitis B evtl.	–	Tetanus/Diphtherie, Polio empfohlen	
Grenada	–	–	Evtl.	Hepatitis A evtl., Hepatitis B evtl.	–	Tetanus/Diphtherie, (Polio) empfohlen Besondere Risiken: Durchfallerkrankungen, Dengue-Fieber, Bilharziose	**D:** Botschaft Port of Spain/Trinidad Tel. 00 18 09/62 8 16 30/32 8 85 32

Land	Gelbfieber	Malaria	Typhus	Hepatitis	Cholera	Bemerkungen	Diplomatische Vertretungen
Griechenland	–	–	–	Hepatitis A empfohlen, Hepatitis B evtl.	–	Tetanus/Diphtherie, Polio empfohlen Besondere Risiken: Durchfallerkrankungen, Zeckenbißfieber	D: Botschaft, Athen Tel. 0 03 01/728 51 11 A: Botschaft, Athen Tel. 0 03 01/8 21 10 36, 8 21 68 00 CH: Botschaft, Athen Tel. 0 03 01/7 23 03 64/66, 7 24 91 30
Grönland	–	–	–	–	–	Tetanus/Diphtherie, Polio empfohlen	
Großbritannien	–	–	–	–	–	Tetanus/Diphtherie, Polio empfohlen	D: Botschaft, London Tel. 0 04 41 71/8 24 13 00 A: Botschaft, London Tel. 0 04 41 71/2 35 37 31 CH: Botschaft, London Tel. 0 04 41 71/7 23 07 01

Guadeloupe	–	–	Evtl.	Hepatitis A empfohlen, Hepatitis B evtl.	–	Tetanus/Diphtherie, (Polio) empfohlen Besondere Risiken: Durchfallerkrankungen, Bilharziose, Dengue-Fieber	
Guam	–	–	Evtl.	Hepatitis A empfohlen, Hepatitis B evtl.	–	Tetanus/Diphtherie, Polio empfohlen Besondere Risiken: Durchfallerkrankungen	
Guatemala	–	Geringes bis mittleres Risiko ganzjährig unterhalb 1500 m (A), Stadtgebiet von Guatemala frei	Evtl.	Hepatitis A empfohlen, Hepatitis B empfohlen	Evtl. verlangt	Tetanus/Diphtherie, (Polio) empfohlen Besondere Risiken: Durchfallerkrankungen, Dengue-Fieber, Tollwut	**D:** Botschaft, Guatemala Stadt Tel. 00 50 22/37 00 28

Land	Gelbfieber	Malaria	Typhus	Hepatitis	Cholera	Bemerkungen	Diplomatische Vertretungen
Guinea	Empfohlen	Hohes Risiko ganzjährig im ganzen Land (C)	Empfohlen	Hepatitis A empfohlen, Hepatitis B empfohlen	–	Tetanus/Diphtherie, Polio empfohlen Besondere Risiken: Durchfallerkrankungen, Bilharziose	**D:** Botschaft, Conakry Tel. 0 02 24/44 15 08
Guinea-Bissau	Empfohlen	Hohes Risiko ganzjährig im ganzen Land (C)	Empfohlen	Hepatitis A empfohlen, Hepatitis B empfohlen	–	Tetanus/Diphtherie, Polio empfohlen Besondere Risiken: Durchfallerkrankungen, Bilharziose	**D:** Botschaft, Dakar/Senegal Tel. 0 02 21/23 25 19, 23 48 84 **A:** Botschaft, Dakar/Senegal Tel. 0 02 21/22 38 86 **CH:** Botschaft, Dakar/Senegal Tel. 0 02 21/23 58 48

Guyana	Empfohlen	Hohes Risiko ganzjährig im ganzen Land (C)	Empfohlen	Hepatitis A empfohlen, Hepatitis B empfohlen	Evtl. verlangt	Tetanus/Diphtherie, Polio empfohlen Besondere Risiken: Durchfallerkrankungen Dengue-Fieber, Tollwut	**D:** Botschaft, Port of Spain/Trinidad Tel. 00 18 09/62 8 16 30/32 **A:** Botschaft, Caracas siehe Venezuela **CH:** Botschaft, Caracas siehe Venezuela
Haiti	–	Geringes bis mittleres Risiko ganzjährig ländliche Gebiete unterhalb 300 m (A)	Empfohlen	Hepatitis A empfohlen, Hepatitis B evtl.	–	Tetanus/Diphtherie, Polio empfohlen Besondere Risiken: Durchfallerkrankungen, Dengue-Fieber, Bilharziose	**D:** Botschaft, Port-au-Price Tel. 0 05 09/57 72 80 **A:** Botschaft, Caracas siehe Venezuela **CH:** Botschaft, Mexico City siehe Mexico
Hawaii	–	–	–	Hepatitis A empfohlen, Hepatitis B evtl.	–	Tetanus/Diphtherie, Polio empfohlen Besondere Risiken: Durchfallerkrankungen, Dengue-Fieber	

Land	Gelbfieber	Malaria	Typhus	Hepatitis	Cholera	Bemerkungen	Diplomatische Vertretungen
Honduras	– 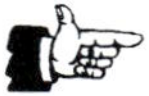	Geringes bis mittleres Risiko ganzjährig im ganzen Land (A)	Evtl.	Hepatitis A empfohlen, Hepatitis B empfohlen	Evtl. verlangt	Tetanus/Diphtherie, (Polio) empfohlen Besondere Risiken: Durchfallerkrankungen, Tollwut, Dengue-Fieber	**D:** Botschaft, Tegucigalpa Tel. 0 05 04/32 31 51 **A:** Botschaft, Guatemala Tel. 0 05 02/3 68 11 34, 3 68 23 24 **CH:** Botschaft, Guatemala Tel. 0 05 02/33 137 25/26 3 34 07 44
Hongkong	–	Geringes Risiko in einzelnen ländlichen Gebieten (C)	Evtl.	Hepatitis A empfohlen, Hepatitis B evtl.	–	Tetanus/Diphtherie, Polio empfohlen Besondere Risiken: Durchfallerkrankungen	**D:** Generalkonsulat, Hong Kong Tel. 0 08 52/25 29 88 55 /28 **A:** Generalkonsulat, Hong Kong Tel. 0 08 52/25 22 80 86 **CH:** Generalkonsulat, Hong Kong Tel. 0 08 52/25 22 71 47

Ibiza	–	–	–	Hepatitis A. evtl., Hepatitis B evtl.	–	Tetanus/Diphtherie, Polio empfohlen	
Indien	–	Mittleres bis hohes Risiko ganzjährig im ganzen Land (B), geringes Übertragungsrisiko in Großstädten so wie in höheren Gebieten (A)	Empfohlen	Hepatitis A empfohlen, Hepatitis B empfohlen	–	Tetanus/Diphtherie, Polio empfohlen Besondere Risiken: Durchfallerkrankungen, Tollwut, Japanische Enzephalitis, Dengue-Fieber, Pest, Zeckenbißfieber, Kala-Azar, AIDS	**D:** Botschaft, Neu Delhi Tel. 00 91 11/6 87 18 31 **A:** Botschaft, Neu Delhi Tel. 00 91 11/60 42 25/27 **CH:** Botschaft, Neu Delhi Tel. 00 91 11/60 42 25/27

Land	Gelbfieber	Malaria	Typhus	Hepatitis	Cholera	Bemerkungen	Diplomatische Vertretungen
Indonesien	–	Mittleres bis hohes Risiko ganzjährig im ganzen Land (C) mit Ausnahme der Großstädte, geringes Risiko Touristengebiete auf Java und Bali (C)	Evtl.	Hepatitis A empfohlen, Hepatitis B empfohlen	–	Tetanus/Diphtherie, Polio empfohlen Besondere Risiken: Durchfallerkrankungen, Bilharziose, Dengue-Fieber, Tollwut	**D:** Botschaft, Jakarta Tel. 00 62 21/3 90 17 50 **A:** Botschaft, Jakarta Tel. 00 62 21/33 81 01 **CH:** Botschaft, Jakarta Tel. 00 62 21/5 25 60 61
Irak	–	Geringes bis mittleres Risiko Mai bis November nördliche Regionen unterhalb 1500 m (A)	Empfohlen	Hepatitis A emfohlen, Hepatitis B empfohlen	–	Tetanus/Diphtherie, Polio empfohlen Besondere Risiken: Durchfallerkrankungen, Bilharziose	Die Botschaften in Bagdad sind geschlossen **D:** In dringenden Fällen kann man sich an die Botschaft in Amman/Jordanien wenden

Iran	–	Geringes bis mittleres Risiko südl. Provinzen am Golf unterhalb 1500 m (B)	Empfohlen	Hepatitis A empfohlen, Hepatitis B empfohlen	–	Tetanus/Diphtherie, Polio empfohlen Besondere Risiken: Durchfallerkrankungen, Bilharziose	**D:** Botschaft, Teheran Tel. 00 98 21/3 11 41 11 **A:** Botschaft, Teheran Tel. 0 09 82/62 07 53, 62 01 80 **CH:** Botschaft, Teheran Tel. 00 98 21/26 82 26/27 2 00 52 42
Irland	–	–	–	–	–	Tetanus/Diphtherie, Polio empfohlen	**D:** Botschaft, Dublin Tel. 00 35 31/2 69 30 11
Island	–	–	–	–	–	Tetanus/Diphtherie, Polio empfohlen	**D:** Botschaft, Reykjavik Tel. 0 03 54/5 51 95 31 **A:** Botschaft, Reykjavik Tel. 0 03 54/5 52 40 16 **CH:** Botschaft, Norwegen/Oslo Tel. 00 47/22 43 05 90

Land	Gelbfieber	Malaria	Typhus	Hepatitis	Cholera	Bemerkungen	Diplomatische Vertretungen
Israel	–	–	–	Hepatitis A empfohlen, Hepatitis B evtl.	–	Tetanus/Diphtherie, Polio empfohlen Besondere Risiken: Durchfallerkrankungen	**D:** Botschaft, Tel Aviv Tel. 00 97 23/6 93 13 13 **A:** Botschaft, Tel Aviv Tel. 00 97 23/5 24 61 86 /89 **CH:** Botschaft, Tel Aviv Tel. 00 97 23/5 46 44 55
Italien	–	–	–	Hepatitis A empfohlen, Hepatitis B evtl.	–	Tetanus/Diphtherie, Polio empfohlen Besondere Risiken: Durchfallerkrankungen, Zeckenbißfieber	**D:** Botschaft, Rom Tel. 00396/884741 **A:** Botschaft, Rom Tel. 0 03 96/8 08 36 41/45 **CH:** Botschaft, Rom Tel. 0 03 96/8 08 36 41/45
Jamaica	– ☞	–	Evtl.	Hepatitis A empfohlen, Hepatitis B evtl.	–	Tetanus/Diphtherie, (Polio) empfohlen Besondere Risiken: Durchfallerkrankungen, Dengue-Fieber	**D:** Botschaft, Kingston Tel. 00 78 09/9 26 56 65, 9 26 67 28 **A:** Botschaft, Kingston Tel. 00 78 09/9 26 36/35, 9 29 52 59 **CH:** Botschaft, Kingston Tel. 00 78 09/9 78 78 57

Japan	–	–	–	–	–	Tetanus/Diphtherie, Polio empfohlen Besondere Risiken: Japanische Enzephalitis	**D:** Botschaft, Tokio Tel. 0 08 13/34 37-01 51 **A:** Botschaft, Tokio Tel. 0 08 13/34 51-82 81 /82 **CH:** Botschaft, Tokio Tel. 0 08 13/34 73-01 21, 34 73-01 30
Java (Indonesien)	–	Touristen-gebiete gelten nicht mehr als völlig malaria-frei (C)	Evtl.	Hepatitis A empfohlen, Hepatitis B evtl.	–	Tetanus/Diphtherie, Polio empfohlen Besondere Risiken: Durchfallerkrankungen	
Jemen	–	Mittleres Risiko ganzjährig im ganzen Land (B)	Empfohlen	Hepatitis A empfohlen, Hepatitis B empfohlen	–	Tetanus/Diphtherie, Polio empfohlen Besondere Risiken: Durchfallerkrankungen, Bilharziose, Tollwut	**D:** Botschaft, Sanaa Tel. 00 96 71/41 31 74 **A:** Botschaft, Sanaa Tel. 00 96 71/21 69 39 **CH:** Botschaft, Ryadh/Saudi Arabien Tel. 00 96 61/4 88 12 91

Land	Gelbfieber	Malaria	Typhus	Hepatitis	Cholera	Bemerkungen	Diplomatische Vertretungen
Jordanien	–	–	Empfohlen	Hepatitis A empfohlen, Hepatitis B empfohlen	–	Tetanus/Diphtherie, Polio empfohlen Besondere Risiken: Durchfallerkrankungen	**D:** Botschaft, Amman Tel. 00 96 26/68 93 51 **A:** Botschaft, Amman Tel. 00 96 26/64 46 35, 64 46 48 **CH:** Botschaft, Amman Tel. 00 96 26/68 64 16/17
Jugoslawien	–	–	Evtl.	Hepatitis A empfohlen, Hepatitis B evtl.	–	Tetanus/Diphtherie, Polio empfohlen Besondere Risiken: Durchfallerkrankungen, FSME, Zeckenbißfieber	**D:** Botschaft, Belgrad Tel. 0 03 81 11/64 57 55 **A:** Botschaft, Belgrad Tel. 0 03 81 11/63 59 55 **CH:** Botschaft, Belgrad Tel. 0 03 81 11/64 68 99, 64 69 74
Jungferninseln	–	–	Evtl.	Hepatitis A empfohlen, Hepatitis B evtl.	–	Tetanus/Diphtherie, Polio empfohlen Besondere Risiken: Durchfallerkrankungen, Dengue-Fieber, Bilharziose	

Kambodscha 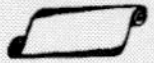	–	Hohes Risiko ganzjährig im ganzen Land (C), Stadtgebiet von Phnom Penh frei	Empfohlen	Hepatitis A empfohlen Hepatitis B empfohlen	–	Tetanus/Diphtherie, Polio empfohlen Besondere Risiken: Durchfallerkrankungen, Bilharziose, Japanische Enzephalitis, Dengue-Fieber, Tollwut, AIDS	**D:** Botschaft, Phnom Penh Tel. 0 08 55 23/42 63 81 **A:** Botschaft, Bankok/Thailand Tel. 0 06 62/2 87 39 70 **CH:** Botschaft, Bankok/Thailand Tel. 0 06 62/2 53 01 56/60, 2 53 81 60
Kamerun 	Vorgeschrieben	Hohes Risiko ganzjährig im ganzen Land (C)	Empfohlen	Hepatitis A empfohlen, Hepatitis B empfohlen	Evtl. verlangt	Tetanus/Diphtherie, Polio empfohlen Besondere Risiken: Durchfallerkrankungen, Bilharziose	**D:** Botschaft, Jaunde Tel. 0 02 37/21 00 56 **A:** Botschaft, Jaunde Tel. 0 02 37/20 38 26 **CH:** Botschaft, Jaunde Tel. 0 02 37/21 28 96, 21 30 52
Kanada	–	–	–	–	–	Tetanus/Diphtherie, (Polio) empfohlen	**D:** Botschaft, Ottawa Tel. 00 16 13/2 32-11 01 **A:** Botschaft, Ottawa Tel. 00 16 13/89 14 44, 7 89 34 29/30, 48 67 86 48 22 **CH:** Botschaft, Ottawa Tel. 00 16 13/2 351 8 37

Land	Gelbfieber	Malaria	Typhus	Hepatitis	Cholera	Bemerkungen	Diplomatische Vertretungen
Kanarische Inseln	–	–	–	Hepatitis A evtl. Hepatitis B evtl.	–	Tetanus/Diphtherie, Polio empfohlen Besondere Risiken: Durchfallerkrankungen	
Kap Verde	–	Geringes Risiko Insel Sao Tiago (A)	Evtl.	Hepatitis A empfohlen, Hepatitis B empfohlen	–	Tetanus/Diphtherie, Polio empfohlen Besondere Risiken: Durchfallerkrankungen	**D:** Botschaft, Dakar/Senegal Tel. 0 02 21/23 48 84, 23 25 19 **CH:** Botschaft, Dakar/Senegal Tel. 0 02 21/23 58 48
Kasachstan	–	Geringes Risiko (A)	Evtl.	Hepatitis A empfohlen, Hepatitis B evtl.	–	Tetanus/Diphtherie, Polio empfohlen Besondere Risiken: Durchfallerkrankungen, Tollwut	**D:** Botschaft, Almaty Tel. 0 07 32 72/50 61 55 **A:** Botschaft, Moskau Tel. 00 70 95/2 20 20 43 **CH:** Botschaft, Almaty Tel. 0 07 32 72/53 13 55, 63 15 16

Katar	–	–	Evtl.	Hepatitis A empfohlen, Hepatitis B evtl.	–	Tetanus/Diphtherie, Polio empfohlen Besondere Risiken: Durchfallerkrankungen	**D:** Botschaft, Doha Tel. 0 09 74/87 69 59 **A:** Botschaft, Kuwait Tel. 0 09 65/2 55 25 32, 2 53 27 61 **CH:** Botschaft, Kuwait Tel. 0 09 65/5 34 01 75
Kenia	Empfohlen	Hohes Risiko ganzjährig im ganzen Land (C), in Nairobi und im Hochland oberhalb 2500 m geringeres Übertragungsrisiko (A), Risiko auch in den Touristengebieten an der Küste	Empfohlen	Hepatitis A empfohlen, Hepatitis B empfohlen	–	Tetanus/Diphtherie, Polio empfohlen Besondere Risiken: Durchfallerkrankungen, AIDS, Bilharziose, Zeckenbißfieber	**D:** Botschaft, Nairobi Tel. 00 25 42/71 25 27 **A:** Botschaft, Nairobi Tel. 00 25 42/22 82 81, 22 82 82, 33 32 72 **CH:** Botschaft, Nairobi Tel. 00 25 42/22 87 35, 22 87 36, 22 77 36

Land	Gelbfieber	Malaria	Typhus	Hepatitis	Cholera	Bemerkungen	Diplomatische Vertretungen
Kirgistan	–	Geringes Risiko (A)	Evtl.	Hepatitis A empfohlen, Hepatitis B evtl.	–	Tetanus/Diphtherie, Polio empfohlen Besondere Risiken: Durchfallerkrankungen	**D:** Botschaft, Bischkek Tel. 0 07 33 12/2 248 11 **A:** Botschaft,Moskau Tel. 0 07 95/2 01 73 17 **CH:** Botschaft, Taschkent Tel. 0 07 37 12/44 25 91, 44 27 88, 4 34 65 46
Kiribati	– ☞	–	Evtl.	Hepatitis A empfohlen, Hepatitis B evtl.	–	Tetanus/Diphtherie, Polio empfohlen Besondere Risiken: Durchfallerkrankungen, Dengue-Fieber	**D:** Botschaft, Wellington/Neuseeland Tel. 0 06 44/3 60 63 **A:** Botschaft, Canberra/Australien Tel. 00 61 62/95 13 76, 95 15 33 **CH:** Botschaft, Sydney/Ausralien Tel. 0 06 12/3 69 42 44, 3 69 41 08

Kolumbien	Empfohlen	Hohes Risiko ganzjährig ländliche Gebiete unterhalb 800 m (C), Inseln San Andres und Providencia frei	Empfohlen	Hepatitis A empfohlen, Hepatitis B empfohlen	Evtl. verlangt	Tetanus/Diphtherie, (Polio) empfohlen Besondere Risiken: Durchfallerkrankungen, Dengue-Fieber	**D:** Botschaft, Santafé de Bogotã Tel. 0 05 71/2 12 05 11 **A:** Botschaft, Santafé de Bogotã Tel. 0 05 71/2 35 66 28 **CH:** Botschaft, Santafé de Bogotã Tel. 0 05 71/2 55 39 45, 2 55 52 80, 2 35 95 07
Komoren	–	Hohes Risiko ganzjährig im ganzen Land (C)	Empfohlen	Hepatitis A empfohlen, Hepatitis B evtl.	–	Tetanus/Diphtherie, Polio empfohlen Besondere Risiken: Durchfallerkrankungen	**D:** Botschaft, Antananarivo/ Madagaskar Tel. 00 26 12/2 38 02/03, 2 16 91 **A:** Botschaft, Nairobi/Kenia Tel. 00 25 42/22 82 81, 22 82 82, 33 32 72 **CH:** Botschaft, Daressalaam/Tansania Tel. 0 02 55 51/6 60 08, 6 60 09

Land	Gelbfieber	Malaria	Typhus	Hepatitis	Cholera	Bemerkungen	Diplomatische Vertretungen
Kongo	Vorgeschrieben	Hohes Risiko ganzjährig im ganzen Land (C)	Empfohlen	Hepatitis A empfohlen, Hepatitis B empfohlen	Evtl. verlangt	Tetanus/Diphtherie, Polio empfohlen Besondere Risiken: Durchfallerkrankungen, AIDS, Bilharziose, Schlafkrankheit	**D:** Botschaft, Brazzaville Tel. 0 02 42/83 29 90 **A:** Botschaft siehe Zaire **CH:** Botschaft siehe Zaire
Korea Nord	–	–	Empfohlen	Hepatitis A empfohlen, Hepatitis B empfohlen	–	Tetanus/Diphtherie, Polio empfohlen Besondere Risiken: Durchfallerkrankungen, Japanische Enzephalitis	**D:** Botschaft, Pyongyang Tel. 00 85 02/3 81 73 85, 3 81 74 89 **A:** Botschaft, Peking Tel. 00 86 10/5 32 20 61 **CH:** Botschaft, Peking Tel. 00 86 10/5 32 27 36/38
Korea Süd	–	–	Evtl.	Hepatitis A empfohlen, Hepatitis B evtl.	–	Tetanus/Diphtherie, Polio empfohlen Besondere Risiken: Durchfallerkrankungen, Japanische Enzephalitis	**D:** Botschaft, Seoul Tel. 0 08 22/726 71 14 **A:** Botschaft, Seoul Tel. 0 08 22/7 32-90 71 **CH:** Botschaft Seoul Tel. 0 08 22/7 39-95 11/14

Korsika	–	–	–	Hepatitis A empfohlen, Hepatitis B evtl.	–	Tetanus/Diphtherie, Polio empfohlen Besondere Risiken: Durchfallerkrankungen, Zeckenbißfieber	
Kreta	– 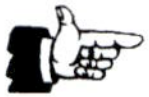	–	–	Hepatitis A empfohlen, Hepatitis B evtl.	–	Tetanus/Diphtherie, Polio empfohlen Besondere Risiken: Durchfallerkrankungen, Zeckenbißfieber	
Kroatien	–	–	Evtl.	Hepatitis A empfohlen, Hepatitis B evtl.	–	Tetanus/Diphtherie, Polio empfohlen Besondere Risiken: Durchfallerkrankungen, FSME, Zeckenbißfieber	**D:** Botschaft, Zagreb Tel. 00 38 51/6 15 81 05 **A:** Botschaft, Zagreb Tel. 00 38 51/27 33 92, 27 89 83, 27 54 85 **CH:** Botschaft, Zagreb Tel. 00 38 51/42 15 73, 42 14 73, 42 04 99

Land	Gelbfieber	Malaria	Typhus	Hepatitis	Cholera	Bemerkungen	Diplomatische Vertretungen
Kuba	–	–	Evtl.	Hepatitis A empfohlen, Hepatitis B evtl.	–	Tetanus/Diphtherie, Polio empfohlen Besondere Risiken: Durchfallerkrankungen, Dengue-Fieber, Bilharziose	D: Botschaft, Havanna Tel. 0 05 37/33 25 69 A: Botschaft, Havanna Tel. 0 05 37/33 28 25, 33 23 94 CH: Botschaft, Havanna Tel. 0 05 37/33 26 11, 33 27 29, 33 29 89
Kuwait	–	–	Evtl.	Hepatitis A empfohlen, Hepatitis B evtl.	–	Tetanus/Diphtherie, Polio empfohlen Besondere Risiken: Durchfallerkrankungen	D: Botschaft, Kuwait Tel. 0 09 65/2 52 08 27 A: Botschaft, Kuwait Tel. 0 09 65/2 55 25 32, 2 52 37 61 CH: Botschaft, Kuwait Tel. 0 09 65/5 34 01 75

Laos	-	Hohes Risiko ganzjährig im ganzen Land (C), Multiresistenzen im Süden, Stadtgebiet von Vientiane gilt als malariafrei	Empfohlen	Hepatitis A empfohlen, Hepatitis B empfohlen	-	Tetanus/Diphtherie, Polio empfohlen Besondere Risiken: Durchfallerkrankungen, Bilharziose, Japanische Enzephalitis, Dengue-Fieber	**D:** Botschaft, Vientiane Tel. 0 08 56-21/31 21 10 **A:** Botschaft, Bankok/Thailand Tel. 0 06 62/2 87 39 70 /72 **CH:** Botschaft, Bankok/Thailand Tel. 0 06 62/2 53 01 56/60
Lanzarote	-	-	-	Hepatitis A evtl., Hepatitis B evtl.	-	Tetanus/Diphtherie, Polio empfohlen	

Land	Gelbfieber	Malaria	Typhus	Hepatitis	Cholera	Bemerkungen	Diplomatische Vertretungen
Lesotho	–	–	Empfohlen	Hepatitis A empfohlen, Hepatitis B empfohlen	–	Tetanus/Diphtherie, Polio empfohlen Besondere Risiken: Durchfallerkrankungen, Tollwut	**D:** Botschaft, Pretoria/Südafrika Tel. 00 27 12/3 44 38 54 /59 **A:** Botschaft, Pretoria/Südafrika Tel. 00 27 12/46 24 83, 46 33 61, 46 33 64 **CH:** Botschaft, Pretoria/Südafrika Tel. 00 27 12/43 67 07, 43 67 28, 43 67 34, 43 67 66
Lettland	–	–	–	Hepatitis A empfohlen, Hepatitis B evtl.	–	Tetanus/Diphtherie, Polio empfohlen Besondere Risiken: Durchfallerkrankungen, FSME	**D:** Botschaft, Riga Tel. 00 37 12/22 90 96 **A:** Botschaft, Stockholm/Schweden Tel. 0 04 68/6 67 01 30 **CH:** Botschaft, Riga Tel. 0 03 71/2/7 83 01 10

Libanon	– 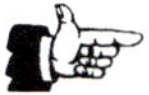	–	Evtl.	Hepatitis A empfohlen, Hepatitis B evtl.	–	Tetanus/Diphtherie, Polio empfohlen Besondere Risiken: Durchfallerkrankungen	**D:** Botschaft, Beirut Tel. 00 96 11/40 69 50 **A:** Botschaft, Damaskus/Syrien Tel. 00 96 31/6 62 47 30 **CH:** Botschaft, Kaslik Tel. 00 96 19/91 62 79
Liberia	Vorge-schrieben	Hohes Risiko ganzjährig im ganzen Land (C)	Empfohlen	Hepatitis A empfohlen, Hepatitis B evtl.	–	Tetanus/Diphtherie, Polio empfohlen Besondere Risiken: Durchfallerkrankungen, Bilharziose	**D:** Botschaft, Monrovia Tel. 0 02 31/26 14 60 **A:** Botschaft, Abijan Tel. 0 02 25/21 25 00, 21 26 51, 21 22 59, 21 25 16 **CH:** Botschaft, Accra/Ghana Tel. 0 02 33 21/22 81 25, 22 81 85
Libyen 	– 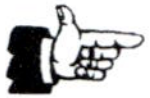	Geringes Risiko Februar bis August nur verein-zelt im Süd-westen (A)	Empfohlen	Hepatitis A empfohlen, Hepatitis B evtl.	Evtl. verlangt	Tetanus/Diphtherie, Polio empfohlen Besondere Risiken: Durchfallerkrankungen, Bilharziose	**D:** Botschaft, Tripolis Tel. 0 02 18 21/4 44 85 82 **A:** Botschaft, Tripolis Tel. 0 02 18 21/4 33 79, 4 33 93 **CH:** Botschaft, Tripolis Tel. 0 02 18 21/60 73 65/66

Land	Gelbfieber	Malaria	Typhus	Hepatitis	Cholera	Bemerkungen	Diplomatische Vertretungen
Litauen	–	–	–	Hepatitis A empfohlen, Hepatitis B evtl.	–	Tetanus/Diphtherie, Polio empfohlen Besondere Risiken: Durchfallerkrankungen, FSME	**D:** Botschaft, Wilna Tel. 00 37 02/65 02 72 **A:** Botschaft, Kopenhagen Tel. 00 45/39 29 41 41 **CH:** Botschaft, Riga/Lettland Tel. 00 37 12/7 83 01 10
Macao (Macau)	–	–	Evtl.	Hepatitis A empfohlen, Hepatitis B empfohlen	–	Tetanus/Diphtherie, Polio empfohlen Besondere Risiken: Durchfallerkrankungen	**D:** Generalkonsulat, Hongkong Tel. 0 08 52/25 29 88 55/58 **A:** Generalkonsulat, Hongkong Tel. 0 08 52/25 22 80 86/89 **CH:** Generalkonsulat, Hongkong Tel. 0 08 52/25 22 71 47/48
Madagaskar	– 	Hohes Risiko ganzjährig im ganzen Land unterhalb 1000 m (C)	Empfohlen	Hepatitis A empfohlen, Hepatitis B empfohlen	–	Tetanus/Diphtherie, Polio empfohlen Besondere Risiken: Durchfallerkrankungen, Bilharziose, Pest	**D:** Botschaft, Antananarivo Tel. 00 26 12/2 38 02

Madeira	– 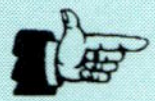	–	–	Hepatiotis A evtl., Hepatitis B evtl.	–	Tetanus/Diphtherie, Polio empfohlen Besondere Risiken: Durchfallerkrankungen	**D:** Honorarkonsulat, Funchal Tel. 0 03 51 91/22 03 38 **A:** Botschaft, Lisboa Tel. 00 35 11/2 38 02 **CH:** Botschaft, Lisboa Tel. 00 35 11/3 97 31 21/22, 3 96 98 53
Makedonien	–	–	Evtl.	Hepatitis A empfohlen, Hepatitis B evtl.	–	Tetanus/Diphtherie, Polio empfohlen Besondere Risiken: Durchfallerkrankungen	**D:** Botschaft, Skopje Tel. 0 03 89 91/11 77 99 **A:** Botschaft, Belgrad Tel. 0 03 81/11 63 59 55 **CH:** Botschaft, Sofia/Bulgarien Tel. 00 35 92/44 31 98, 44 34 30
Malawi	– 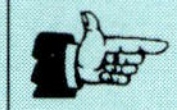	Hohes Risiko ganzjährig im ganzen Land (C)	Empfohlen	Hepatitis A empfohlen, Hepatitis B empfohlen	–	Tetanus/Diphtherie, Polio empfohlen Besondere Risiken: Durchfallerkrankungen, Bilharziose, AIDS, medizinische Versorgung	**D:** Botschaft, Lilongwe Tel. 0 02 65/78 25 55

Land	Gelbfieber	Malaria	Typhus	Hepatitis	Cholera	Bemerkungen	Diplomatische Vertretungen
Malaysia	–	Mittleres bis hohes Risiko ganzjährig, aber nur in einigen Gebieten im Hinterland (B). Städte und Küstenregionen sind malariafrei [mit Ausnahme von Sabah (C)]	Empfohlen	Hepatitis A empfohlen, Hepatitis B evtl.	–	Tetanus/Diphtherie, Polio empfohlen Besondere Risiken: Durchfallerkrankungen, Japanische Enzephalitis, Bilharziose, Dengue-Fieber	**D:** Botschaft, Kuala Lumpur Tel. 0 06 03/2 96 66 **A:** Botschaft, Kuala Lumpur Tel. 0 06 03/2 48 42 77 **CH:** Botschaft, Kuala Lumpur Tel. 0 06 03/2 48 06 22, 2 48 07 51, 2 48 06 39
Malediven	–	–	Evtl.	Hepatitis A empfohlen, Hepatitis B evtl.	–	Tetanus/Diphtherie, Polio empfohlen Besondere Risiken: Durchfallerkrankungen, Dengue-Fieber	**D:** Botschaft, Colombo/Sri Lanka Tel. 0 09 41/58 04 31/34 **A:** Botschaft, Neu Delhi/Indien Tel. 00 91 11/6 88 68 34, 60 12 38

							CH: Botschaft, Colombo/Sri Lanka Tel. 0 09 41/69 15 48, 69 51 69
Mali	Vorge-schrieben	Hohes Risiko ganzjährig im ganzen Land (C)	Empfohlen	Hepatitis A empfohlen, Hepatitis B empfohlen	–	Tetanus/Diphtherie, Polio empfohlen Besondere Risiken: Durchfallerkrankungen, Schlafkrankheit, Bilharziose, AIDS, Tollwut	**D:** Botschaft, Bamako Tel. 0 02 23/22 32 99 **A:** Botschaft, Dakar/Senegal Tel. 0 02 21/2 238 86, 21 73 56 **CH:** Botschaft, Bamako Tel. 0 02 23/22 32 05
Mallorca	–	–	–	Hepatitis A evtl., Hepatitis B evtl.	–	Tetanus/Diphtherie, Polio empfohlen	
Malta	–	–	–	Hepatitis A empfohlen, Hepatitis B evtl.	–	Tetanus/Diphtherie, Polio empfohlen Besondere Risiken: Durchfallerkrankungen, Zeckenbißfieber	**D:** Botschaft, Valletta Tel. 0 03 56/33 65 31

Land	Gelbfieber	Malaria	Typhus	Hepatitis	Cholera	Bemerkungen	Diplomatische Vertretungen
Marokko	–	Geringes Risiko Mai bis Oktober in einzelnen ländlichen Gebieten (A)	Empfohlen	Hepatitis A empfohlen, Hepatitis B evtl.	–	Tetanus/Diphtherie, Polio empfohlen Besondere Risiken: Durchfallerkrankungen, Bilharziose, Tollwut	**D:** Botschaft, Rabat Tel. 00 21 27/70 96 62 **A:** Botschaft, Rabat Tel. 00 21 27/76 40 03 **CH:** Botschaft, Rabat Tel. 00 21 27/70 69 74, 70 75 12, 70 57 48
Marshall-Inseln	–	–	–	Hepatitis A empfohlen, Hepatitis B evtl.	–	Tetanus/Diphtherie, Polio empfohlen Besondere Risiken: Durchfallerkrankungen, Dengue-Fieber	
Martinique	–	–	Evtl.	Hepatitis A empfohlen, Hepatitis B evtl.	–	Tetanus/Diphtherie, (Polio) empfohlen Besondere Risiken: Durchfallerkrankungen, Bilharziose, Dengue-Fieber	

Mauretanien	Vorgeschrieben für Reisende, die über 2 Wochen im Land bleiben	Mittleres Risiko ganzjährig alle Landesteile südl. 19° Nord (B)	Empfohlen	Hepatitis A empfohlen, Hepatitis B empfohlen	-	Tetanus/Diphtherie, Polio empfohlen Besondere Risiken: Durchfallerkrankungen, Bilharziose	**D:** Botschaft, Nouakchott Tel. 00 22 22/5 17 29 **A:** Botschaft, Rabat/Marokko Tel. 00 21 27/76 40 03 **CH:** Botschaft, Tunis/Tunesien Tel. 00 21 61/78 39 97, 78 13 21, 79 59 57
Mauritius	-	Sehr geringes Risiko (A)	Evtl.	Hepatitis A empfohlen, Hepatitis B evtl.	-	Tetanus/Diphtherie, Polio empfohlen Besondere Risiken: Durchfallerkrankungen, Bilharziose	**D:** Botschaft, Antananarivo/Madagaskar Tel. 00 26 12/2 38 02/03, 2 16 91 **A:** Botschaft, Addis Abeba Tel. 00 25 11/71 24 44 **CH:** Generalkonsulat, Port Louis/Mauritius Tel. 0 02 30/2 08 87 63

Land	Gelbfieber	Malaria	Typhus	Hepatitis	Cholera	Bemerkungen	Diplomatische Vertretungen
Mayotte	–	Hohes Risiko im ganzen Land (C)	Empfohlen	Hepatitis A empfohlen, Hepatitis B evtl.	–	Tetanus/Diphtherie, Polio empfohlen Besondere Risiken: Durchfallerkrankungen	
Menorca	–	–	–	Hepatitis A evtl., Hepatitis B evtl.	–	Tetanus/Diphtherie, Polio empfohlen	
Mexiko	–	Geringes bis mittleres Risiko ganzjährig (A), Küstenregionen, Touristenresorts, Großstädte sowie oberhalb 1000 m malariafrei	Empfohlen	Hepatitis A empfohlen, Hepatitis B evtl.	–	Tetanus/Diphtherie, Polio empfohlen Besondere Risiken: Durchfallerkrankungen, Dengue-Fieber	**D:** Botschaft, Mexico-Stadt Tel. 0 05 25/2 83 22 00 **A:** Botschaft, Mexico-Stadt Tel. 0 05 25/2 51 97 92, 2 51 16 06 **CH:** Botschaft, Mexico-Stadt Tel. 0 05 25/5 20 30 03

Mikronesien	–	–	Evtl.	Hepatitis A empfohlen, Hepatitis B evtl.	–	Tetanus/Diphtherie, Polio empfohlen Besondere Risiken: Durchfallerkrankungen, Dengue-Fieber	
Moldawien 	–	–	Evtl.	Hepatitis A empfohlen, Hepatitis B empfohlen	–	Tetanus/Diphtherie, Polio empfohlen Besondere Risiken: Durchfallerkrankungen	
Mongolei 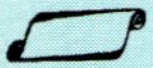	–	–	Empfohlen	Hepatitis A empfohlen, Hepatitis B empfohlen	–	Tetanus/Diphtherie, Polio empfohlen Besondere Risiken: Durchfallerkrankungen	**D:** Botschaft, Ulan Bator Tel. 00 97 61/32 33 25 **A:** Botschaft, Peking Tel. 00 86 10/5 32 20 61 **CH:** Botschaft, Peking Tel. 00 86 10/5 32 27 36/38
Monaco	–	–	–	–	–	Tetanus/Diphtherie, Polio empfohlen	**D:** Botschaft, Marseille/Frankreich Tel. 0 03 34/91 16 75 20 **A:** Generalkonsulat, Monte Carlo Tel. 0 03 34/93 30 23 00 **CH:** Botschaft, Nizza Tel. 0 03 34/93 88 85 09

Land	Gelbfieber	Malaria	Typhus	Hepatitis	Cholera	Bemerkungen	Diplomatische Vertretungen
Montserrat	–	–	Evtl.	Hepatitis A empfohlen, Hepatitis B evtl.	–	Tetanus/Diphtherie, Polio empfohlen Besondere Risiken: Durchfallerkrankungen, Dengue-Fieber, Bilharziose	
Mozambique	Oft bei Einreise verlangt	Hohes Risiko ganzjährig im ganzen Land (C)	Empfohlen	Hepatitis A empfohlen, Hepatitis B empfohlen	–	Tetanus/Diphtherie, Polio empfohlen Besondere Risiken: Durchfallerkrankungen, Schlafkrankheit, Bilharziose, AIDS	**D:** Botschaft, Maputo Tel. 00 25 81/49 27 14 **A:** Konsulat, Maputo Tel. 00 25 81/42 32 44, 42 53 87 **CH:** Botschaft, Maputo Tel. 00 25 81/49 27 44, 49 24 32
Myanmar (Burma)	–	Hohes Risiko ganzjährig in allen Landesteilen (C) unterhalb 1000 m, Städte und	Empfohlen	Hepatitis A empfohlen, Hepatitis B empfohlen	–	Tetanus/Diphtherie, Polio empfohlen Besondere Risiken: Durchfallerkrankungen, Japanische Enzephalitis Dengue-Fieber	**D:** Botschaft, Rangun Tel. 0 09 51/3 8951/53 **A:** Botschaft, Bangkok/Thailand Tel. 0 06 62/2 87 39 70/72 **CH:** Botschaft, Bangkok/Thailand Tel. 0 06 62/2 53 01 56/60

		Gebiete oberhalb 1000 m malariafrei					
Namibia	– ☞	Mittleres Risiko November bis Juni Landesinnere im Norden (B), übrige Landesteile (A)	Empfohlen	Hepatitis A empfohlen, Hepatitis B evtl.	–	Tetanus/Diphtherie, Polio empfohlen Besondere Risiken: Durchfallerkrankungen, Bilharziose	**D:** Botschaft, Windhuk Tel. 0 02 64 61/22 92 17 **A:** Botschaft, Preotria Tel. 00 27 12/46 33 61 **CH:** Botschaft, Kapstadt Tel. 00 27 21/26 10 40/41
Nauru	– ☞	–	Evtl.	Hepatitis A empfohlen, Hepatitis B evtl.	–	Tetanus/Diphtherie, Polio empfohlen Besondere Risiken: Durchfallerkrankungen Dengue-Fieber	**D:** Botschaft, Canberra/Australien Tel. 0 06 16/2 70 19 11 **A:** Botschaft, Canberra/Australien Tel. 0 06 16/2 95 13 76, 2 95 15 33 **CH:** Generalkonsulat, Sydney, Australien Tel. 0 06 12/93 69 42 44 93 69 41 08, 93 69 43 91

Land	Gelbfieber	Malaria	Typhus	Hepatitis	Cholera	Bemerkungen	Diplomatische Vertretungen
Nepal	–	Geringes bis mittleres Risiko in Regionen unterhalb 1300 m (B)	Empfohlen	Hepatitis A empfohlen, Hepatitis B empfohlen	–	Tetanus/Diphtherie, Polio empfohlen Besondere Risiken: Durchfallerkrankungen, Japanische Enzephalitis, Meningitis	**D:** Botschaft, Kathmandu Tel. 00 97 71/41 27 86 **A:** Botschaft, Neu Delhi/Indien Tel. 00 91 11/6 88 68 34 **CH:** Botschaft, Neu Delhi/Indien Tel. 00 91 11/60 42 25/27
Neukaledonien	–	–	Evtl.	Hepatitis A empfohlen, Hepatitis B evtl.	–	Tetanus/Diphtherie, Polio empfohlen Besondere Risiken: Durchfallerkrankungen, Dengue-Fieber, UV-Strahlung der Sonne	**A:** Konsulat, Papete Tel. 0 06 89/43 91 14
Neuseeland	–	–	–	Hepatitis A evtl., Hepatitis B evtl.	–	Tetanus/Diphtherie, Polio empfohlen Besondere Risiken: UV-Strahlung der Sonne	**D:** Botschaft, Wellington Tel. 0 06 44/4 73 60 63 **A:** Botschaft, Canberra/Australien Tel. 0 06 16/2 95 13 76, 2 95 15 33

							CH: Botschaft, Wellington Tel. 0 06 44/4 72 15 93/94
Nicaragua	–	Geringes bis mittleres Risiko Mai bis Dezember ländliche Gebiete, auch in der Umgebung größerer Städte (A)	Evtl.	Hepatitis A empfohlen, Hepatitis B empfohlen	Evtl. verlangt	Tetanus/Diphtherie, (Polio) empfohlen Besondere Risiken: Durchfallerkrankungen, Tollwut, Dengue-Fieber	**D:** Botschaft, Managua Tel. 00 50 52/66 39 17 **A:** Botschaft, Guatemala Tel. 00 50 22/68 11 34, 37 02 04, 68 23 24 **CH:** Konsulat, Managua Tel. 00 50 52/49 26 71, 49 25 77, 49 23 77
Niederländische Antillen	–	–	Evtl.	Hepatitis A empfohlen, Hepatitis B evtl.	–	Tetanus/Diphtherie, (Polio) empfohlen Besondere Risiken: Durchfallerkrankungen, Dengue-Fieber, Bilharziose	**D:** Honorarkonsulat, Curacao Tel. 00 59 99/61 33 33, 61 19 19

Land	Gelbfieber	Malaria	Typhus	Hepatitis	Cholera	Bemerkungen	Diplomatische Vertretungen
Niederlande	–	–	–	–	–	Tetanus/Diphtherie, Polio empfohlen	**D:** Botschaft, Den Haag Tel. 00 31 70/3 42 06 00 **A:** Botschaft, Den Haag Tel. 00 31 70/3 24 54 70, 3 24 54 71, 32 45 72 **CH:** Botschaft, Den Haag Tel. 00 31 70/3 64 28 31/32
Niger	Vorge-schrieben	Hohes Risiko ganzjährig im ganzen Land (C)	Empfohlen	Hepatitis A empfohlen, Hepatitis B empfohlen	–	Tetanus/Diphtherie, Polio empfohlen Besondere Risiken: Durchfallerkrankungen, Bilharziose, Meningitis	**D:** Botschaft, Niamey Tel. 0 02 27/72 25 34
Nigeria	Empfohlen, oft verlangt 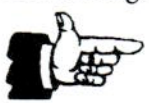	Hohes Risiko ganzjährig im ganzen Land (C)	Empfohlen	Hepatitis A empfohlen, Hepatitis B empfohlen	Evtl. verlangt	Tetanus/Diphtherie, Polio empfohlen Besondere Risiken: Durchfallerkrankungen, Bilharziose, Meningitis, medizinische Versorgung	**D:** Botschaft, Lagos Tel. 00 23 41/2 61 10-11 -82,-73 **A:** Botschaft, Lagos Tel. 00 23 41/2 61 60 81, **CH:** Botschaft, Lagos Tel. 00 23 41/2 61 38 48, 2 61 39 18, 2 61 01 83

Niue	–	–	Evtl.	Hepatitis A empfohlen, Hepatitis B evtl.	–	Tetanus/Diphtherie, Polio empfohlen Besondere Risiken: Durchfallerkrankungen, Dengue-Fieber	
Nord-Marianen	–	–	Evtl.	Hepatitis A empfohlen, Hepatitis B evtl.	–	Tetanus/Diphtherie, Polio empfohlen Besondere Risiken: Durchfallerkrankungen Dengue-Fieber	
Norwegen	–	–	–	–	–	Tetanus/Diphtherie, Polio empfohlen	**D:** Botschaft, Oslo Tel. 00 47/22 55 20 10 **A:** Botschaft, Oslo Tel. 00 47/22 55 23 48/49 **CH:** Botschaft, Oslo Tel. 00 47/22 43 05 90
Oman	–	Mittleres Risiko ganzjährig im ganzen Land (Feucht-gebiete) (B)	Evtl.	Hepatitis A empfohlen, Hepatitis B evtl.	–	Tetanus/Diphtherie, Polio empfohlen Besondere Risiken: Durchfallerkrankungen	**D:** Botschaft, Maskat Tel. 0 09 68/70 24 82 **A:** Botschaft, Maskat Tel. 0 09 68/79 31 35 **CH:** Botschaft, Riad Tel. 00 96 61/4 88 12 91

Land	Gelbfieber	Malaria	Typhus	Hepatitis	Cholera	Bemerkungen	Diplomatische Vertretungen
Österreich 	–	–	–	–	–	Tetanus/Diphtherie, Polio empfohlen Besondere Risiken: FSME unter 1000 m	**D:** Botschaft, Wien Tel. 0 04 31/7 11 54 **CH:** Botschaft, Wien Tel. 0 04 31/7 95 05
Pakistan 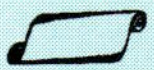	– 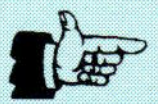	Mittleres Risiko ganzjährig alle Gebiete unterhalb 2000 m (B)	Empfohlen	Hepatitis A empfohlen, Hepatitis B empfohlen	–	Tetanus/Diphtherie, Polio empfohlen Besondere Risiken: Durchfallerkrankungen, Tollwut, Japanische Enzephalitis, Cholera	**D:** Botschaft, Islamabad Tel. 00 92 51/27 94 30-35 **A:** Botschaft, Islamabad Tel. 00 92 51/21 04 13, 21 02 37 **CH:** Botschaft, Islamabad Tel. 00 92 51/21 10 60/61
Panama	Empfohlen, für Reisen in die Provinz Darien	Mittleres Risiko ganzjährig, ländliche Gebiete (A)	Evtl.	Hepatitis A empfohlen, Hepatitis B evtl.	Evtl. verlangt	Tetanus/Diphtherie, (Polio) empfohlen Besondere Risiken: Durchfallerkrankungen, Dengue-Fieber	**D:** Botschaft, Panama Tel. 0 05 07/2 63 77 33 **A:** Botschaft, Santafé de Bogotã Tel. 0 05 71/2 35 66 28 **CH:** Botschaft, Panama Tel. 0 05 07/2 64 97 31, 2 64 71 15

Papua-Neuguinea	–	Hohes Risiko ganzjährig im ganzen Land (C)	Empfohlen	Hepatitis A empfohlen, Hepatitis B evtl.	–	Tetanus/Diphtherie, Polio empfohlen Besondere Risiken: Durchfallerkrankungen, Dengue-Fieber	**D:** Botschaft, Port Moresby Tel. 0 06 75/2 35 29 71 **A:** Botschaft, Canberra/Australien Tel. 0 06 16/2 95 13 76, 2 95 15 33 **CH:** Botschaft, Canberra/Australien Tel. 0 06 16/2 73 39 77
Paraguay	–	Geringes Risiko Oktober bis Mai ländliche Gebiete im Norden und Osten (A)	Evtl.	Hepatitis A empfohlen, Hepatitis B empfohlen	–	Tetanus/Diphtherie, (Polio) empfohlen Besondere Risiken: Durchfallerkrankungen,	**D:** Botschaft, Asuncion Tel. 0 05 95 21/21 40 09 **A:** Botschaft, Asuncion Tel. 0 05 95 21/44 80 22, 49 08 48 **CH:** Botschaft, Asuncion Tel. 0 05 95 21/44 80 22, 49 08 48

Land	Gelbfieber	Malaria	Typhus	Hepatitis	Cholera	Bemerkungen	Diplomatische Vertretungen
Peru	Empfohlen	Mittleres bis hohes Risiko ganzjährig, ländliche Gebiete unterhalb 1500 m (C)	Empfohlen	Hepatitis A empfohlen, Hepatitis B empfohlen	Evtl. verlangt	Tetanus/Diphtherie, Polio empfohlen Besondere Risiken: Durchfallerkrankungen, Dengue-Fieber	**D:** Botschaft, Lima Tel. 0 05 11/4 42-49 19 **A:** Botschaft, San Isidro Tel. 0 05 11/4 42 05 03, 4 42 18 07 **CH:** Botschaft, Lima Tel. 00 51 1/4 62 40 90
Philippinen	–	Mittleres Risiko ganzjährig ländliche Gebiete unterhalb 600 m (B), malariafrei sind Großstädte sowie die Provinzen Bohol, Catanduanes, Cebu, Leyte	Empfohlen	Empfohlen	–	Tetanus/Diphtherie, Polio empfohlen Besondere Risiken: Durchfallerkrankungen, Bilharziose, Japanische Enzephalitis, Dengue-Fieber	**D:** Botschaft, Manila Tel. 00632/8924906 **A:** Botschaft, Manila Tel. 00632/8179191 **CH:** Botschaft, Manila Tel. 00632/8190202

Pitcain-Inseln	–	–	Evtl.	Hepatitis A empfohlen, Hepatitis B evtl.	–	Tetanus/Diphtherie, Polio empfohlen Besondere Risiken: Durchfallerkrankungen, Dengue-Fieber	
Polen	–	–	– evtl.	Hepatitis A empfohlen, Hepatitis B	–	Tetanus/Diphtherie, Polio empfohlen Besondere Risiken: Durchfallerkrankungen, FSME	**D:** Botschaft, Warschau Tel. 00 48 22/6 17 30 11 **A:** Botschaft, Warschau Tel. 00 48 22/6 28 04 81/82 **CH** Botschaft, Warschau Tel. 00 48 22/6 28 04 81/82
Portugal	–	–	–	Hepatitis A evtl. Hepatitis B evtl.	–	Tetanus/Diphtherie, Polio empfohlen Besondere Risiken: Durchfallerkrankungen, Zeckenbißfieber	**D:** Botschaft, Lissabon Tel. 00 35 11/8 81 02 10 **A:** Botschaft, Lissabon Tel. 00 35 11/3 87 41 61 **CH:** Botschaft, Lissabon Tel. 00 35 11/3 97 31 21/22

Land	Gelbfieber	Malaria	Typhus	Hepatitis	Cholera	Bemerkungen	Diplomatische Vertretungen
Puerto Rico	–	–	Evtl.	Hepatitis A empfohlen, Hepatitis B evtl.	–	Tetanus/Diphtherie, (Polio empfohlen) Besondere Risiken: Durchfallerkrankungen, Bilharziose, Dengue-Fieber	**D:** Botschaft, Miami/USA Tel. 00 13 05/3 58-02 90 /91 **A:** Botschaft, Washington/USA Tel. 00 12 02/8 95-67 00 **CH:** Honorarkonsulat, San Juan Tel. 00 14 15/7 88-22 72
Réunion	–	–	Evtl.	Hepatitis A empfohlen, Hepatitis B evtl.	–	Tetanus/Diphtherie, Polio empfohlen Besondere Risiken: Durchfallerkrankungen	**D:** Botschaft, Paris Tel. 00 33/1 53 83 45 00 **A:** Botschaft, Paris Tel. 00 33/1 45 55 95 66 **CH:** Botschaft, Paris Tel. 00 33/1 49 55 67 00
Ruanda	Vorge-schrieben	Hohes Risiko ganzjährig im ganzen Land (C)	Empfohlen	Hepatitis A empfohlen, Hepatitis B empfohlen	–	Tetanus/Diphtherie, Polio empfohlen Besondere Risiken: Durchfallerkrankungen, AIDS, Bilharziose, Schlafkrankheit	**D:** Botschaft, Kigali Tel. 0 02 50/7 52 22 **A:** Botschaft, Nairobi/Kenia Tel. 00 25 42/22 82 81, 22 82 82

							CH: Botschaft, Kigali Tel. 0 02 50/7 353 4, 7 55 34
Rumänien	–	–	Evtl.	Hepatitis A empfohlen, Hepatitis B evtl.	–	Tetanus/Diphtherie, Polio empfohlen Besondere Risiken: Durchfallerkrankungen	**D:** Botschaft, Bukarest Tel. 0 04 01/2 12 22 15 **A:** Botschaft, Bukarest Tel. 0 04 01/2 10 02 99 **CH:** Botschaft, Bukarest Tel. 0 04 01/2 10 02 99
Rußland 	–	–	Evtl.	Hepatitis A empfohlen, Hepatitis B evtl.	–	Tetanus/Diphtherie, Polio empfohlen Besondere Risiken: FSME	**D:** Botschaft, Moskau Tel. 00 70 95/9 56 10 80 **A:** Botschaft, Moskau Tel. 00 75 02/2 20 20 43 **CH:** Botschaft, Moskau Tel. 00 70 95/9 25 53 22
Sambia (Zambia)	Empfohlen, häufig verlangt	Hohes Risiko ganzjährig im ganzen Land (C)	Empfohlen	Hepatitis A empfohlen, Hepatitis B empfohlen	Evtl. verlangt	Tetanus/Diphtherie, Polio empfohlen Besondere Risiken: Durchfallerkrankungen, Bilharziose, AIDS, Schlafkrankheit	**D:** Botschaft, Lusaka Tel. 002601/250644 **A:** Botschaft siehe Harare/Simbabwe **CH:** Botschaft, siehe Harare/Simbabwe

Land	Gelbfieber	Malaria	Typhus	Hepatitis	Cholera	Bemerkungen	Diplomatische Vertretungen
Samoa	–	–	Evtl.	Hepatitis A empfohlen, Hepatitis B evtl.	–	Tetanus/Diphtherie, Polio empfohlen Besondere Risiken: Durchfallerkrankungen, Dengue-Fieber	**D:** Botschaft, Wellington/Neuseeland Tel. 0 06 44/4 73 60 63 **A:** Botschaft, Canberra/Australien Tel. 00 61 62/95 13 76 **CH:** Botschaft, Wellington/Neuseeland Tel. 0 06 44/4 72 15 93
São Tomé und Principe	Vorgeschrieben	Hohes Risiko ganzjährig in allen Landesteilen (C)	Empfohlen	Hepatitis A empfohlen, Hepatitis B empfohlen	–	Tetanus/Diphtherie, Polio empfohlen Besondere Risiken: Durchfallerkrankungen, Bilharziose	**D:** Botschaft, Libreville/Gabun Tel. 0 02 41/76 01 88, 47 27 90 **A:** Botschaft, Lagos/Nigeria Tel. 00 23 41/2 61 60 81 **CH:** Botschaft, Kinshasa/Zaire Tel. 0 02 43 12/3 42 34, 3 42 43

Sardinien	–	–	–	Hepatitis A empfohlen, Hepatitis B evtl.	–	Tetanus/Diphtherie, Polio empfohlen Besondere Risiken: Durchfallerkrankungen, Zeckenbißfieber	
Saudi-Arabien	–	Geringes bis mittleres Risiko (A) Ausnahme: östl., nördl. und zentrale Provinzen, Höhenlagen der Asir-Provinz und Stadtgebiete der westl. Provinz (Jeddah, Mecca, Medina, Taif)	Evtl.	Hepatitis A empfohlen, Hepatits B evtl.	–	Tetanus/Diphtherie, Polio empfohlen Besondere Risiken: Durchfallerkrankungen, Bilharziose, Dengue-Fieber Während der Pilgerzeit von Mai bis Juli wird die Meningitis-Impfung verlangt, ebenso bei Einreise aus Endemiegebieten	**D:** Botschaft, Riad Tel. 00 96 61/4 88 07 00 **A:** Botschaft, Riad Tel. 00 96 61/4 77 74 45 **CH:** Botschaft, Riad Tel. 00 96 61/4 88 12 91

Land	Gelbfieber	Malaria	Typhus	Hepatitis	Cholera	Bemerkungen	Diplomatische Vertretungen
Schweden	–	–	–	–	–	Tetanus/Diphtherie, Polio empfohlen Besondere Risiken: FSME im Südosten, Gotland und Öland	**D:** Botschaft, Stockholm Tel. 0 04 68/70 15 00 **A:** Botschaft, Stockholm Tel. 0 04 68/6 65 17 70 **CH:** Botschaft, Stockholm Tel. 0 04 68/6 76 79 00
Schweiz	–	–	–	–	–	Tetanus/Diphtherie, Polio empfohlen Besondere Risiken: FSME	**D:** Botschaft, Bern Tel. 00 41 31/3 59 41 11 **A:** Botschaft, Bern Tel. 00 41 31/35 01 11
Senegal	Empfohlen ☞	Hohes Risiko ganzjährig im ganzen Land (C)	Empfohlen	Hepatitis A empfohlen, Hepatitis B empfohlen	–	Tetanus/Diphtherie, Polio empfohlen Besondere Risiken: Durchfallerkrankungen, Bilharziose	**D:** Botschaft, Dakar Tel. 0 02 21/23 25 19 **A:** Botschaft, Dakar Tel. 0 02 21/22 38 86 **CH:** Botschaft, Dakar Tel. 0 02 21/23 58 48
Serbien	–	–	Evtl.	Hepatitis A empfohlen, Hepatitis B evtl.	–	Tetanus/Diphtherie, Polio empfohlen Besondere Risiken: Durchfallerkrankungen FSME	

Seychellen	–	–	Empfohlen	Hepatitis A empfohlen, Hepatitis B empfohlen	–	Tetanus/Diphtherie, Polio empfohlen Besondere Risiken: Durchfallerkrankungen	**D:** Botschaft, Nairobi/Kenia Tel. 002542/12527 **A:** Botschaft, Nairobi/Kenia Tel. 002542/228281 **CH:** Botschaft, Nairobi/Kenia Tel. 002542/228735/36
Sierra Leone	Empfohlen, bei Ausreise gelegentlich verlangt	Hohes Risiko ganzjährig im ganzen Land (C)	Empfohlen	Hepatitis A empfohlen, Hepatitis B empfohlen	–	Tetanus/Diphtherie, Polio empfohlen Besondere Risiken: Durchfallerkrankungen, Bilharziose	**D:** Botschaft, Freetown Tel. 0 02 32 22/22 25 11 **A:** Botschaft, Lagos/Nigeria Tel. 00 23 41/25 05 20 **CH:** Botschaft siehe Accra/Ghana
Singapur	–	–	Evtl.	Hepatitis A empfohlen, Hepatitis B empfohlen	–	Tetanus/Diphtherie, Polio empfohlen Besondere Risiken: Durchfallerkrankungen, Dengue-Fieber, Geschlechtskrankheiten	**D:** Botschaft, Singapur Tel. 00 65/7 37 13 55 **A:** Botschaft, Singapur Tel. 00 65/2 35 40 88 **CH:** Botschaft, Singapur Tel. 00 65/4 68 57 88

Land	Gelbfieber	Malaria	Typhus	Hepatitis	Cholera	Bemerkungen	Diplomatische Vertretungen
Sizilien	–	–	–	Hepatitis A empfohlen, Hepatitis B evtl.	–	Tetanus/Diphtherie, Polio empfohlen Besondere Risiken: Durchfallerkrankungen, Zeckenbißfieber	
Slowakische Republik 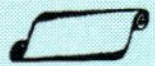	–	–	–	Hepatitis A empfohlen, Hepatitis B evtl.	–	Tetanus/Diphtherie, Polio empfohlen Besondere Risiken: Durchfallerkrankungen, FSME	**D:** Botschaft, Preßburg Tel. 0 04 27/31 53 00
Slowenien	–	–	Evtl.	Hapatitis A empfohlen, Hepatits B evtl.	–	Tetanus/Diphtherie, Polio empfohlen Besondere Risiken: FSME, Zeckenbißfieber	**D:** Botschaft, Ljublijana Tel. 0 03 86 61/21 61 66 **A:** Botschaft, Ljublijana Tel. 0 03 86 61/21 34 36 **CH:** Botschaft, Budapest/Ungarn Tel. 0 03 61/1 40 52 31
Solomon-Inseln	– 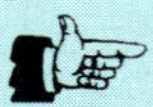	Hohes Risiko ganzjährig im ganzen Land (C)	Empfohlen	Hepatitis A empfohlen, Hepatitis B empfohlen	–	Tetanus/Diphtherie, Polio empfohlen Besondere Risiken: Durchfallerkrankungen, Dengue-Fieber	

Somalia	Empfohlen, häufig bei Einreise verlangt 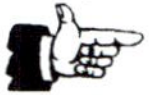	Hohes Risiko ganzjährig im ganzen Land (C)	Empfohlen	Hepatitis A empfohlen, Hepatitis B empfohlen	Evtl. verlangt	Tetanus/Diphtherie, Polio empfohlen Besondere Risiken: Durchfallerkrankungen, Bilharziose, Zeckenbißfieber	**D:** Botschaft, Mogadischu Tel. 00 25 21/2 05 47
Spanien	–	–	–	Hepatitis A evtl., Hepatitis B evtl.	–	Tetanus/Diphtherie, Polio empfohlen Besondere Risiken: Durchfallerkrankungen, Zeckenbißfieber	**D:** Botschaft, Madrid Tel. 0 03 41/5 57 90 00 **A:** Botschaft, Madrid Tel. 0 03 41/5 56 53 15 **CH:** Botschaft, Madrid Tel. 0 03 41/4 31 34 00
Sri Lanka 	–	Mittleres Risiko ganzjährig im ganzen Land, (B), Touristengebiete an der Westküste gelten als malariafrei (B)	Evtl.	Hepatitis A empfohlen, Hepatitis B evtl.	–	Tetanus/Diphtherie, Polio empfohlen Besondere Risiken: Durchfallerkrankungen, Japanische Enzephalitis, Dengue-Fieber	**D:** Botschaft, Colombo Tel. 0 09 41/58 04 34 **A:** Botschaft siehe Indien **CH:** Botschaft, Colombo Tel. 0 09 41/69 51 48

Land	Gelbfieber	Malaria	Typhus	Hepatitis	Cholera	Bemerkungen	Diplomatische Vertretungen
St. Helena	–	–	Evtl.	Hepatitis A empfohlen, Hepatitis B evtl.	–	Tetanus/Diphtherie, Polio empfohlen Besondere Risiken: Durchfallerkrankungen,	
St. Kitts und Nevis	–	–	Evtl.	Hepatitis A empfohlen, Hepatitis B evtl.	–	Tetanus/Diphtherie, (Polio) empfohlen Besondere Risiken: Durchfallerkrankungen, Dengue-Fieber, Bilharziose	**D:** Botschaft, Port of Spain/Trinidad Tel. 00 18 09/62 8 16 30 /32
St. Lucia	–	–	Evtl.	Hepatitis A empfohlen, Hepatitis B evtl.	–	Tetanus/Diphtherie, (Polio) empfohlen Besondere Risiken: Durchfallerkrankungen, Dengue-Fieber, Bilharziose	**D:** Botschaft, Port of Spain/Trinidad Tel. 00 18 09/6 28 16 30 /32 **A:** Botschaft, Caracas/Venezuela Tel. 0 05 82/91 38 63 **CH:** Botschaft, Caracas/Venezuela Tel. 0 05 82/9 51 40 64

St. Pierre und Miquelon	–	–	–	Hepatitis A empfohlen, Hepatitis B evtl.	–	Tetanus/Diphtherie, (Polio) empfohlen Besondere Risiken: Durchfallerkrankungen	
St. Vincent und Grenadinen	–	–	Evtl.	Hepatitis A empfohlen, Hepatitis B evtl.	–	Tetanus/Diphtherie, (Polio) empfohlen Besondere Risiken: Durchfallerkrankungen, Dengue-Fieber, Bilharziose	**D:** Botschaft, Port of Spain/Trinidad Tel. 00 18 09/6 28 16 30 /32 **A:** Botschaft, Caracas/Venezuela Tel. 0 05 82/91 38 63, 7 52 11 35 **CH:** Botschaft, Caracas/Venezuela Tel. 0 05 82/9 51 40 64
Sudan	Empfohlen, häufig verlangt	Hohes Risiko ganzjährig im ganzen Land (C)	Empfohlen	Hepatitis A empfohlen, Hepatitis B empohlen	Häufig verlangt	Tetanus/Diphtherie, Polio empfohlen Besondere Risiken: Durchfallerkrankungen, Bilharziose, Schlafkrankheit, Meningitis	**D:** Botschaft, Khartoum Tel. 0 02 59 11/77 79 95 **A:** Botschaft, siehe Ägypten **CH:** Botschaft, Khartoum Tel. 0 02 49 11/45 10 10

Land	Gelbfieber	Malaria	Typhus	Hepatitis	Cholera	Bemerkungen	Diplomatische Vertretungen
Südafrika 	– 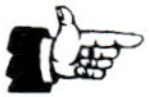	Ganzjährig Küstengebiet im NO von Natal (C), restliches Tiefland von Natal sowie im Norden u. Osten von Transvaal, Krüger-Park (B)	Evtl.	Hepatitis A empfohlen, Hepatitis B evtl.	–	Tetanus/Diphtherie, Polio empfohlen Besondere Risiken: Durchfallerkrankungen, Bilharziose, Zeckenbißfieber	**D:** Botschaft, Pretoria Tel. 00 27 12/3 44 38 54 **A:** Botschaft, Pretoria Tel. 00 27 12/46 33 61 **CH:** Botschaft, Pretoria Tel. 00 27 12/43 67 07
Surinam	Empfohlen 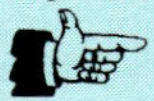	Hohes Risiko ganzjährig im ganzen Land (C), geringeres Risiko an der Küste	Empfohlen	Hepatitis A empfohlen, Hepatitis B evtl.	–	Tetanus/Diphtherie, Polio empfohlen Besondere Risiken: Durchfallerkrankungen, Bilharziose, Dengue-Fieber	**D:** Botschaft, Port of Spain/Trinidad Tel. 00 18 09/6 28 16 30 /32

Swaziland	–	Hohes Risiko ganzjährig in tiefer gelegenem Buschland (C), mittleres Risiko in den übrigen Landesteilen (B)	Empfohlen	Hepatitis A empfohlen, Hepatitis B empfohlen	–	Tetanus/Diphtherie, Polio empfohlen Besondere Risiken: Durchfallerkrankungen, Bilharziose	**D:** Botschaft, Maputo/Mosambik Tel. 00 25 81/49 27 14 **A:** Botschaft, Pretoria Tel. 00 27 12/46 33 61 **CH:** Botschaft, Johannesburg Tel. 00 27 11/4 42 75 00
Syrien	–	Geringes Risiko Mai bis Oktober im Norden (A)	Empfohlen	Hepatitis A empfohlen, Hepatitis B empfohlen	–	Tetanus/Diphtherie, Polio empfohlen Besondere Risiken: Durchfallerkrankungen, Bilharziose	**D:** Botschaft, Damaskus Tel. 0 09 63 11/3 32 38 00
Tadschikistan	–	Geringes Risiko Sommer bis Herbst (A)	Evtl.	Hepatitis A empfohlen, Hepatitis B empfohlen	–	Tetanus/Diphtherie, Polio empfohlen Besondere Risiken: Durchfallerkrankungen	**D:** Botschaft, Duschanbe Tel. 0 07 37 72/21 21 89

Land	Gelbfieber	Malaria	Typhus	Hepatitis	Cholera	Bemerkungen	Diplomatische Vertretungen
Taiwan 	–	–	Evtl.	Hepatitis A empfohlen, Hepatitis B evtl.	–	Tetanus/Diphtherie, Polio empfohlen Besondere Risiken: Durchfallerkrankungen, Japanische Enzephalitis, Dengue-Fieber, AIDS	
Tansania	Empfohlen, häufig verlangt 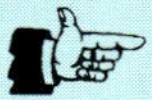	Hohes Risiko ganzjährig, alle Gebiete unterhalb 1800 m (C)	Empfohlen	Hepatitis A empfohlen, Hepatitis B empfohlen	Evtl. verlangt	Tetanus/Diphtherie, Polio empfohlen Besondere Risiken: Durchfallerkrankungen, Schlafkrankheit, Bilharziose, Tollwut, Zeckenbißfieber, medizinische Versorgung	**D:** Botschaft, Daressalam Tel. 0 02 55 51/11 74 09-13 **A:** Botschaft, Nairobi/Kenia Tel. 00 25 42/22 82 81/82 **CH:** Botschaft, Daressalam Tel. 0 02 55 51/6 60 08/09
Thailand	– 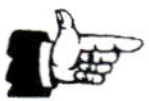	Hohes Risiko ganzjährig (C) an der Küste sowie auf den Inseln	Empfohlen	Hepatitis A empfohlen, Hepatitis B empfohlen	–	Tetanus/Diphtherie, Polio empfohlen Besondere Risiken: Durchfallerkrankungen, Tollwut, Dengue-Fieber,	**D:** Botschaft, Bangkok Tel. 0 06 62/2 13-23 31

		geringes Malariarisiko, Stadtgebiet von Bangkok, Touristenzentren Chiang Mai, Ko Samui, Phuket, Songkhla, Hat Yai gelten als malariafrei				Geschlechtskrankheiten Bilharziose, Japanische Enzephalitis	
Togo	Vorgeschrieben	Hohes Risiko ganzjährig im ganzen Land (C)	Empfohlen	Hepatitis A empfohlen, Hepatitis B empfohlen	–	Tetanus/Diphtherie, Polio empfohlen Besondere Risiken: Durchfallerkrankungen, Bilharziose, Meningitis	**D:** Botschaft, Lomé Tel. 0 02 28/21 23 70 **A:** Botschaft, Cote d ívoire Tel. 0 02 25/21 25 00 **CH:** Botschaft, Lagos/Nigeria Tel. 00 23 41/61 38 48

Land	Gelbfieber	Malaria	Typhus	Hepatitis	Cholera	Bemerkungen	Diplomatische Vertretungen
Tonga	– 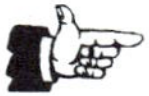	–	Evtl.	Hepatitis A empfohlen, Hepatitis B evtl.	–	Tetanus/Diphtherie, Polio empfohlen Besondere Risiken: Durchfallerkrankungen, Dengue-Fieber	**D:** Botschaft, Wellington/Neuseeland Tel. 0 06 44/4 73 60 63 **A:** Botschaft, Canberra siehe Australien **CH:** Botschaft, Wellington siehe Neuseeland
Trinidad und Tobago 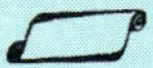	Für Trinidad empfohlen 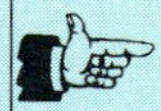	–	Evtl.	Hepatitis A empfohlen, Hepatits B evtl.	–	Tetanus/Diphtherie, (Polio) empfohlen Besondere Risiken: Durchfallerkrankungen, Dengue-Fieber	**D:** Botschaft, Port of Spain Tel. 00 18 09/6 28-16 30 **A:** Botschaft, Caracas/Venezuela Tel. 0 05 82/91 38 63 **CH:** Botschaft, Caracas/Venezuela Tel. 0 05 82/9 51 40 64

Tschad	Empfohlen	Hohes Risiko ganzjährig im ganzen Land (C)	Empfohlen	Hepatitis A empfohlen, Hepatitis B empfohlen	-	Tetanus/Diphtherie, Polio empfohlen Besondere Risiken: Durchfallerkrankungen, Bilharziose, Meningitis	**D:** Botschaft, N'Djamena Tel. 0 02 35/51 56 47 **A:** Botschaft, Lagos/Nigeria Tel. 00 23 41/2 61 60 81 **CH:** Jaunde/Kamerun Tel. 0 02 37/21 28 96
Türkei	–	Geringes Risiko März bis November Cukurova/ Amikowa-Gebiete, Mai bis Oktober Süd- und Ostanatolien (A)	Evtl.	Hepatitis A empfohlen, Hepatitis B evtl.	-	Tetanus/Diphtherie, Polio empfohlen Besondere Risiken: Durchfallerkrankungen, Tollwut, Bilharziose, Zeckenbißfieber	**D:** Botschaft, Ankara Tel. 0 09 03 12/4 26 54 65 **A:** Botschaft, Ankara Tel. 0 09 03 12/4 19 04 31 /33 **CH:** Botschaft, Ankara Tel. 0 09 03 12/4 67 55 55 /56

Land	Gelbfieber	Malaria	Typhus	Hepatitis	Cholera	Bemerkungen	Diplomatische Vertretungen
Tunesien	– 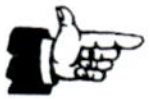	–	Evtl.	Hepatitis A empfohlen, Hepatitis B evtl.	–	Tetanus/Diphtherie, Polio empfohlen Besondere Risiken: Durchfallerkrankungen, Bilharziose	**D:** Botschaft, Tunis Tel. 00 21 61/78 64 55 **A:** Botschaft, Tunis Tel. 00 21 61/75 10 91 **CH:** Botschaft, Tunis Tel. 00 21 61/78 39 97, 78 13 21
Tuvalu	–	–	Empfohlen	Hepatitis A empfohlen, Hepatitis B evtl.	–	Tetanus/Diphtherie, Polio empfohlen Besondere Risiken: Durchfallerkrankungen, Dengue-Fieber	**D:** Botschaft, Wellington/Neuseeland Tel. 0 06 44/4 73 60 63 **A:** Botschaft, Canberra/Australien Tel. 00 61 62/95 13 76 **CH:** Generalkonsulat, Sydney/Australien Tel. 0 06 12/3 69 42 44, 3 69 41 08

Uganda	Empfohlen, in der Regel verlangt	Hohes Risiko ganzjährig im ganzen Land (C)	Empfohlen	Hepatitis A empfohlen, Hepatitis B empfohlen	–	Tetanus/Diphtherie, Polio empfohlen Besondere Risiken: Durchfallerkrankungen, Bilharziose, Tollwut, Meningitis, Schlafkrankheit	**D:** Botschaft, Kampala Tel. 0 02 56 41/25 67 68 **A:** Botschaft, Nairobi/Kenia Tel. 00 25 42/22 82 81/82 **CH:** Botschaft, Nairobi/Kenia Tel. 00 25 42/22 87 35/36
Ukraine	–	–	Evtl.	Hepatitis A empfohlen, Hepatitis B evtl.	–	Tetanus/Diphtherie, Polio empfohlen Besondere Risiken: Durchfallerkrankungen	**D:** Botschaft, Kiew Tel. 0 03 80 44/2 16 67 94 **A:** Botschaft, Kiew Tel. 0 03 80 44/2 20 57 59 **CH:** Botschaft, Kiew Tel. 0 03 80 44/2 20 54 73
Ungarn	–	–	–	Hepatitis A empfohlen, Hepatitis B evtl.	–	Tetanus/Diphtherie, Polio empfohlen Besondere Risiken: Durchfallerkrankungen, FSME ländliche Gebiete im Westen und Norden	**D:** Botschaft, Budapest Tel. 0 03 61/2 51 89 99 **A:** Botschaft, Budapest Tel. 0 03 61/2 69 67 00 **CH:** Botschaft, Budapest Tel. 0 03 61/3 43 18 38

Land	Gelbfieber	Malaria	Typhus	Hepatitis	Cholera	Bemerkungen	Diplomatische Vertretungen
Uruguay	–	–	Evtl.	Hepatitis A empfohlen, Hepatitis B evtl.	–	Tetanus/Diphtherie, Polio empfohlen Besondere Risiken: Durchfallerkrankungen	**D:** Botschaft, Montevideo Tel. 00 59 82/92 52 22 **A:** Botschaft, Buenos Aires/Argentinien Tel. 0 05 41/8 02 71 95 **CH:** Botschaft, Montevideo Tel. 00 59 82/70 43 15
USA	–	–	–	–	–	Tetanus/Diphtherie, Polio empfohlen	**D:** Botschaft, Washington Tel. 0 01-2 02/2 98-81-40 **A:** Botschaft, Washington Tel. 00 12 02/8 95-67 00 **CH:** Botschaft, Washington Tel. 00 12 02/7 45-79 00

Usbekistan	–	Geringes Risiko im Süden (A)	Evtl.	Hepatitis A empfohlen, Hepatitis B empfohlen	–	Tetanus/Diphtherie, Polio empfohlen Besondere Risiken: Durchfallerkrankungen, Tollwut	**D:** Botschaft, Taschkent Tel. 0 07 37 12/34 66 96 **A:** Botschaft, Moskau Tel. 00 70 95/2 01 73 17 **CH:** Botschaft, Taschkent Tel. 0 07 37 12/44 25 91
Vanuatu	–	Hohes Risiko auf allen Inseln mit Ausnahme Futuna (C)	Evtl.	Hepatitis A empfohlen, Hepatitis B empfohlen	–	Tetanus/Diphtherie, Polio empfohlen Besondere Risiken: Durchfallerkrankungen, Dengue-Fieber	**D:** Botschaft, Port Moresby/Papua-Neuguinea Tel. 0 06 75/25 29 71 **A:** Botschaft, Canberra/Australien Tel. 0 06 16/2 95 13 76 **CH:** Generalkonsulat, Sydney/Australien Tel. 0 06 12/3 69 42 44
Venezuela	Empfohlen für Reisen ins Landesinnere	Hohes Risiko ganzjährig, ländl. Gebiete im Süden und Nordosten (C) größere Städte, Küste und Inseln gelten als malariafrei	Empfohlen	Hepatitis A empfohlen, Hepatitis B evtl.	Evtl. verlangt	Tetanus/Diphtherie, Polio empfohlen Besondere Risiken: Durchfallerkrankungen, Bilharziose, Dengue-Fieber	**D:** Botschaft, Caracas Tel. 0 05 82/2 61 01 81 **A:** Botschaft, Caracas Tel. 0 05 82/91 99 11 **CH:** Botschaft, Caracas Tel. 0 05 82/9 51 40 64

Land	Gelbfieber	Malaria	Typhus	Hepatitis	Cholera	Bemerkungen	Diplomatische Vertretungen
Vereinigte Arabische Emirate 	–	Geringes Risiko ganzjährig im Vorland und in den Tälern der Gebirgsregionen der nördl. Emirate (B), Abu Dhabi sowie die Städte Dubai, Sharjah, Ajman und Umm al Qaiwain gelten als malariafrei	–	Hepatitis A empfohlen, Hepatitis B evtl.	–	Tetanus/Diphtherie, Polio empfohlen Besondere Risiken: Durchfallerkrankungen	**D:** Botschaft, Abu Dhabi Tel. 00 97 12/43 56 30 **A:** Botschaft, Abu Dhabi Tel. 00 97 12/33 85 41 **CH:** Botschaft, Abu Dhabi Tel. 00 97 12/34 36 36

Vietnam	– ☞	Hohes Risiko ganzjährig im ganzen Land (C)	Empfohlen	Hepatitis A empfohlen, Hepatitis B empfohlen	–	Tetanus/Diphtherie, Polio empfohlen Besondere Risiken: Durchfallerkrankungen, Japanische Enzephalitis, Dengue-Fieber, Bilharziose	**D:** Botschaft, Hanoi Tel. 0 08 44/8 45 38 36/36
Wake-Island	–	–	Empfohlen	Hepatitis A empfohlen, Hepatitis B evtl.	–	Tetanus/Diphtherie, Polio empfohlen Besondere Risiken: Durchfallerkrankungen, Dengue-Fieber	
Weihnachts-Inseln	– ☞	–	Evtl.	Hepatitis A empfohlen, Hepatitis B evtl.	–	Tetanus/Diphtherie, Polio empfohlen Besondere Risiken: Durchfallerkrankungen	
Weißrußland	–	–	Evtl.	Hepatitis A empfohlen, Hepatitis B evtl.	–	Tetanus/Diphtherie, Polio empfohlen Besondere Risiken: Durchfallerkrankungen	**D:** Botschaft, Minsk 0 07 01 72/33 42 17

Land	Gelbfieber	Malaria	Typhus	Hepatitis	Cholera	Bemerkungen	Diplomatische Vertretungen
Zaire	Vorgeschrieben	Hohes Risiko ganzjährig im ganzen Land (C)	Empfohlen	Hepatitis A empfohlen, Hepatitis B empfohlen	–	Tetanus/Diphtherie, Polio empfohlen Besondere Risiken: Durchfallerkrankungen, AIDS, Bilharziose, Schlafkrankheit	**D:** Botschaft, Kinshasa Tel. 0 02 43 12/2 77 20
Zambia (Sambia)	Empfohlen, häufig verlangt	Hohes Risiko ganzjährig im ganzen Land mit Schwerpunkt im Süden (C)	Empfohlen	Hepatitis A empfohlen, Hepatitis B empfohlen	Evtl. verlangt	Tetanus/Diphtherie, Polio empfohlen Besondere Risiken: Durchfallerkrankungen, Bilharziose, AIDS, Schlafkrankheit	
Zentralafrik. Republik	Vorgeschrieben	Hohes Risiko ganzjährig im ganzen Land (C)	Empfohlen	Hepatitis A empfohlen, Hepatitis B empfohlen	–	Tetanus/Diphtherie, Polio empfohlen Besondere Risiken: Durchfallerkrankungen, AIDS, Bilharziose	**D:** Botschaft, Bangui Tel. 00236/614765 **A:** Botschaft, Lagos/Nigeria Tel. 002341/616081 **CH:** Botschaft, Kinshasa/Zaire Tel. 02 43 12/34234

Zimbabwe 	– 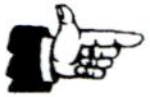	Hohes Risiko ganzjährig im - Norden November bis Juni, Gebiete unterhalb 1200 m (C)	Empfohlen	Hepatitis A empfohlen, Hepatitis B empfohlen	–	Tetanus/Diphtherie, Polio empfohlen Besondere Risiken: Durchfallerkrankungen, AIDS, Bilharziose, Tollwut	**D:** Botschaft, Harare Tel. 00 26 34/73 19 56 **A:** Botschaft, Harare Tel. 00 26 23/70 29 21/22 **CH:** Botschaft, Harare Tel. 00 26 34/70 39 97/98
Zypern	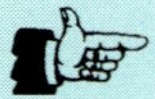	–	–	Hepatitis A empohlen, Hepatitis B evtl.	–	Tetanus/Diphtherie, Polio empfohlen Besondere Risiken: Durchfallerkrankungen, Zeckenbißfieber	**D:** Botschaft, Nikosia Tel. 00 35 72/44 43 62 **A:** Botschaft, Athen siehe Griechenland **CH:** Botschaft, Nikosia Tel. 00 35 72/44 62 61/62

7 Wichtige Erkrankungen in alphabetischer Reihenfolge

7.1 Amöbenruhr (Amöbiasis)

Die Amöbenruhr ist weltweit verbreitet, kommt jedoch in südlichen Ländern besonders häufig vor. Es finden sich erhebliche regionale Unterschiede, die durch unterschiedliche hygienische Verhältnisse bedingt sind. Besonders häufig findet sich die Amöbiasis an der afrikanischen Westküste, in Owamboland (Namibia), im Umland von Luanda, Durban, Maputo, Beira, Daressalam, an der Küste Nordbrasiliens, in Haiti, in den Großstädten Mexikos, den Slums in Indien, den Feuchtgebieten in Bangladesh, in Birma, Thailand, Vietnam und Malaysia. Die Übertragung erfolgt durch verunreinigte Nahrungsmittel und Trinkwasser, durch Schmierinfektion und über zwischenmenschliche Kontakte. Meist wenige Tage bis Wochen, selten Jahre nach der Infektion kommt es zu schwerwiegenden Krankheitserscheinungen vor allem im Darm, später ist weiterer Organbefall möglich. Eine konsequente Nahrungsmittelhygiene verringert das Erkrankungsrisiko entscheidend.

7.2 Bilharziose

Der Erreger Schistosoma haematobium und mansoni ist in Afrika, Zentral- und Südamerika sowie Südwestasien weit verbreitet, auch finden sich einzelne Herde in Indien. Nach Schätzungen sind ca. 200 Millionen

Menschen von diesen Parasiten befallen. Die Übertragung erfolgt durch die Haut nach Kontakt mit zerkarienhaltigem Wasser. Zerkarien sind Schwanzlarven der Trematoden, die sich in der Schnecke als 1. Zwischenwirt entwickeln. Der erwachsene Wurm entwickelt sich im Menschen als 2. Zwischenwirt. Nach 10–12 Wochen kommt es zu ersten Krankheitszeichen, insbesondere zu Hauterscheinungen und Juckreiz, danach folgt gelegentlich das akute Krankheitsstadium mit Fieber für 1–2 Wochen. Nach 3–6 Monaten kommt es zu schwerwiegendem Harnwegsbefall, aber auch der Befall der Lunge ist möglich. In den obengenannten Kontinenten sollte träge fließendes Süßwasser generell gemieden werden. Also: Nicht baden und fischen! Trinkwasser sollte grundsätzlich abgekocht werden.

7.3 Brucellose

Brucellosen sind weltweit verbreitet. Eine Infektion kommt durch Kontakt mit Tieren, die sogenannte Brucellen über Milch, Urin oder Stuhl ausscheiden oder durch den Genuß kontaminierter, nichtpasteurisierter Speisen wie Milch und Käse zustande. Das Krankheitsbild ist anfänglich unspezifisch mit Kopf-, Muskel- und Gliederschmerzen und mäßigem Fieber. Nach einem folgendem fieberfreien Intervall Anstieg der Temperatur, Leber- und Milzvergrößerung und neurologische Symptome. Herzbeteiligung möglich. Die Krankheitsdauer liegt bei etwa 4 Wochen. Nach ausgeheilter Erkrankung besteht jahre- bis jahrzehntelange Immunität. Eine Schutzimpfung für Menschen gibt es nicht, deshalb Vorsicht bei rohen oder nichtgesäuerten Milchprodukten.

7.4 Chagas-Krankheit

Die Chagas-Krankheit ist weit verbreitet in Zentral- und Südamerika. Der Mensch infiziert sich fast ausschließlich über den Kontakt mit infiziertem Kot von Raubwanzen. Dabei wird der Kot von den Wanzen auf der Haut abgelegt und von dort durch den Menschen selber als Schmierinfektion in der Regel an die Bindehaut der Augen weitergetragen. Nach 10 bis 30 Tagen Fieber, Lymphknotenschwellung, später – mitunter nach Jahren – Herz-, Lungen- und Darmbeteiligung möglich. Dann hohe Sterblichkeit. Infektionsrisiko vornehmlich bei Aufenthalten in Lehmhütten in den oben erwähnten Regionen. Eine Schutzimpfung gibt es nicht.

7.5 Cholera

Der „Normaltourist" hat nur ein relativ geringes Risiko, an Cholera zu erkranken. Die Cholera kommt überwiegend in Südostasien, aber auch in Zentralasien, Mittelamerika und Afrika vor. Eine 1990/91 von Peru ausgehende Choleraepidemie breitete sich über Ecuador, Kolumbien, Mexico bis nach Nicaragua aus. Es werden jährlich ca. 600.000 Choleraerkrankungen gemeldet, davon z. Z. ca. 70% in Süd- und Mittelamerika. Cholera ist eine Erkrankung, die vorwiegend den Dünndarm befällt; meist akut einsetzende, reiswasserartige Durchfälle mit Erbrechen führen schnell zur Austrocknung des Körpers. Unbehandelt führt die Krankheit zum Tode. Die Cholera ist zwar weit verbreitet, tritt aber unter guten hygienischen Verhältnissen selten auf. Als Ansteckungsquelle gelten der

Mensch und seine Ausscheidungsprodukte, auch Meerestiere. So ist die Vorbeugung durch Nahrungsmittelhygiene möglich, sinnvoll und effektiv. Es steht sowohl eine Schluckimpfung als auch ein Impfstoff zur Injektion zur Verfügung, letzterer bietet aber lediglich für ca. 6 Monate einen 50 bis 60%igen Schutz. Generell wird die Choleraimpfung z. Z. nur unter strenger Indikationsstellung empfohlen. Einige Länder verlangen bei Einreise aus Endemiegebieten die Impfung. Eine Impfung oder Impfbefreiung ist im Impfpaß der WHO zu dokumentieren. Auch bei Einreise aus Endemiegebieten kann die Choleraimpfung kurzfristig vorgeschrieben werden.

7.6 Dengue-Fieber

Dengue-Fieber hat eine weite Verbreitung in den subtropischen und tropischen Gebieten Asiens, Afrikas, Zentral- und Südamerikas. Es kommen sporadisches Auftreten und epidemische Ausbrüche vor. Der Erreger wird über infizierte Mücken übertragen, die sowohl am Tage wie auch in der Dämmerung stechen. 5 bis 8 Tage nach Infektion beginnt die Erkrankung abrupt mit Muskel- und Gelenkschmerzen und Fieber. Hautausschlag kommt hinzu. Nach Fieberabfall erneuter Anstieg der Temperatur, Ausheilung oder Fortgang mit neurologischen Symptomen oder Denguehämorrhagischem Fieber. Hierbei schlechte, ansonsten jedoch gute Prognose. Die Behandlung ist rein symptomatisch. Eine Schutzimpfung steht noch nicht zur Verfügung. Vorbeugend ist konsequenter Mückenschutz, auch am Tage wichtig.

7.7 Diphtherie

Durch die aktive Schutzimpfung kommt die Diphtherie nur noch selten in den Industrieländern vor; häufiger ist sie jedoch in tropischen Ländern sowie in den Ländern der ehemaligen UdSSR. Diphtherie wird als Tröpfcheninfektion von Mensch zu Mensch übertragen und manifestiert sich in der Hauptsache im Atemtrakt. Nach 2–7 Tagen kommt es zu lokalen Entzündungsreaktionen mit einer Ablagerung aus Bakterien, nekrotischem Gewebe und Fibrin als Pseudomembranen, die eine Atemwegsverlegung bewirken können. Die Prognose hängt vom Ausmaß der Diphtherietoxinwirkung im Körper ab. Komplikationen können Herzmuskelentzündungen, Kreislaufversagen und Herztod sein. Eine vorbeugende Diphtherieschutzimpfung in Kombination mit der Impfung gegen Wundstarrkrampf alle 10 Jahre wird dringend empfohlen.

7.8 Echinokokkose

Die Echinokokken werden durch Nahrungsmittel oder als Schmierinfektion übertragen. Echinokokkosen kommen weltweit vor. Befall von Leber und anderen Organen mit uncharakteristischen Bauchbeschwerden, aber auch Lebervergrößerung usw. ist möglich. Vorbeugend empfielt sich die Einhaltung einer konsequenten Nahrungsmittelhygiene.

7.9 Filariose

Es gibt verschiedene Filariosen, die für den Menschen bedeutsam sind. Ca. 150 Millionen Menschen sind in tropischen Regionen infiziert. Die Übertragung erfolgt duch Mücken oder Fliegen der Gattung Simulium. Nach Monaten treten Hauterscheinungen, Fieber und Ödeme auf. Bestimmte Arten können auch zur Erblindung führen. Vorbeugend ist ein konsequenter Mücken- und Insektenschutz wichtig.

7.10 FSME (Frühjahr-Sommer-Meningo-Enzephalitis)

Die durch einen Virus hervorgerufene Erkrankung tritt hauptsächlich in Europa auf. In Finnland, Norwegen und Schweden besteht ein geringes Risiko; in der Tschechischen Republik, Ungarn, Österreich, Slowenien, Kroatien, Polen und der Schweiz kommt sie in ausgewiesenen Endemiegebieten saisonal von März bis Oktober in einer Höhenlage von unter 1500 m vor. In den baltischen Staaten erhöhtes Risiko. Auch Rußland ist betroffen. Die Übertragung erfolgt durch infizierte Zecken. Wenige Tage bis 4 Wochen nach Infektion kommt es zuerst zu grippeähnlichen Symptomen mit anschließendem Fieber, es folgen ein beschwerdefreies Intervall und danach der 2. Fieberanstieg mit ZNS-Beteiligung. Neurologische Spätschäden kommen vor. Gefährdete Gebiete (ausgewiesene Endemiegebiete, Wald- und Buschregionen) sollte man meiden, eine Schutzimpfung für den Aufenthalt in diesen Gebieten ist möglich und sinnvoll. Die Impfung ist dann empfehlenswert, wenn tatsächlich beabsichtigt ist, in ein Endemiegebiet zu reisen.

7.11 Gelbfieber

Gelbfieber ist eine durch Stechmücken übertragene tropische Viruserkrankung, die insbesondere in Mittel- und Südamerika und in Afrika beidseits des Äquators etwa zwischen 15° nördlicher und 15° südlicher Breite vorkommt, jedoch nicht in Asien. Das Krankheitsbild verläuft mitunter sehr leicht und wird gar nicht bemerkt. Bei schweren Verläufen sind die Krankheitszeichen untypisch, das Fieber erreicht 39°–40°C. Erst nach einigen Tagen tritt eine schwere Gelbsucht als Folge einer Leberschädigung auf. Eine spezifische Behandlung gibt es nicht. Sicheren Schutz bietet die Gelbfieberimpfung. Diese kann bei Einreise in bestimmte Länder vorgeschrieben sein und muß im internationalen Impfausweis dokumentiert werden. Manche Länder behandeln Endemiegebiete wie Infektionsgebiete und verlangen auch bei Einreise aus Endemiegebieten eine internationale Bescheinigung über die Schutzimpfung gegen Gelbfieber. Die Gelbfieberimpfung darf nur durch besondere ermächtigte Gelbfieberimpfstellen durchgeführt werden. Eine Liste der Gelbfieberimpfstellen und Endemiegebiete findet sich im Anhang.

7.12 Hepatitis A (Reisegelbsucht A)

Die Hepatitis A ist ein besonders häufiges Reisemitbringsel, das durch das Hepatitis-A-Virus verursacht wird. Weltweit werden 2 Millionen Neuerkrankungen pro Jahr geschätzt. Der Erreger kommt besonders häufig in den Tropen und Subtropen, d.h. beispielsweise im zentralen und südlichen Asien, Zentralafrika,

Nahen und mittleren Osten, aber auch in Teilen Süd- und Mittelamerikas und in verschiedenen Mittelmeerländern vor. Ebenso besteht ein erhöhtes Erkrankungsrisiko in den Ländern der ehemaligen UdSSR. Die Übertragung erfolgt durch verunreinigte Nahrung oder verschmutztes Trinkwasser, aber auch Eßbestecke und Handtücher. Durch ausschließliche Verwendung gut abgekochter Speisen oder einwandfreien Trinkwassers kann die Infektionsgefahr gemindert werden. Klinisch kommt es bei Infektion zu grippeähnlichen Erscheinungen, Übelkeit und Völlegefühl, Erbrechen und allgemeiner Abgeschlagenheit. In der Folge treten eine mehr oder minder ausgeprägte Gelbfärbung der Haut und der Skleren des Auges, Hellfärbung des Stuhls und brauner Urin auf.
Die Behandlung besteht in Bettruhe und Diät; sie ist evtl. langwierig. Im Erwachsenenalter verlaufen 5–15% der Hepatitis-A-Erkrankungen protrahiert, mit einer bis zu 1 Jahr verlängerten Krankheitsdauer. Etwa die Hälfte aller im letzten Jahr in Deutschland gemeldeten Hepatitis-A-Erkrankungen wurden im Ausland erworben. Seit Ende 1992 steht ein risikoarmer Einzelimpfstoff zur Verfügung, der nach 2maliger Impfung einen zuverlässigen Schutz für 10 Jahre gewährleistet. Weiter ist seit 1997 ein Kombinationsimpfstoff Hepatitis A/B auf dem Markt.

7.13 Hepatitis B (Reisegelbsucht B)

Nicht zu den typisch tropischen Erkrankungen gehörend, besteht für die Hepatitis B in diesen Ländern ein erhöhtes Infektionsrisiko, bedingt durch die z.T. vorherrschenden hygienischen Verhältnisse. Die sog.

Serumhepatitis B wird durch Bluttransfusionen, unzureichend sterilisierte Spritzen, durch Mikroverletzungen der Haut und Schleimhäute, aber auch durch Geschlechtsverkehr übertragen. Die Inkubationszeit beträgt 60–180 Tage. Die Behandlung ist oft langwierig, körperliche Ruhe begünstigt den Heilungsvorgang. Im Gegensatz zur Hepatitis A kann die Hepatitis B in ein chronisches Stadium übergehen. Auch bei der Hepatitis B kommt es zu grippeähnlichen Erscheinungen, Übelkeit, Völlegefühl, Erbrechen und allgemeiner Abgeschlagenheit. In der Folge treten eine mehr oder minder ausgeprägte Gelbfärbung der Haut und der Skleren des Auges, Hellfärbung des Stuhls und brauner Urin auf. Klinisch läßt sich die Hepatitis B zunächst nicht von der Hepatitis A unterscheiden. Gegen die Hepatitis B ist ebenfalls eine aktive Immunisierung möglich, seit 1997 auch kombiniert mit Hepatitis A Impfstoff erhältlich.

7.14 Hepatitis E (Reisegelbsucht E)

Die Hepatitis E kommt hauptsächlich in Südostasien, Indien, Mittelamerika und Afrika vor. Sie wird ebenso wie die Hepatitis A fäkal-oral übertragen, d.h. über verunreinigte Nahrungsmittel und verunreinigtes Trinkwasser. Eine Erkrankung ohne Reiseanamnese ist in Mitteleuropa nahezu ausgeschlossen. Die Erkrankung verläuft meist gutartig, chronische Verlaufsformen kommen nicht vor. Jedoch sind aus unerklärlichen Gründen schwerwiegende Verläufe von bis zu 25% der Fälle bei Schwangeren bekannt. Die Krankheitserscheinungen sind denen der Hepatitis A ähnlich. Eine spezielle Therapie gibt es nicht. Auch eine

Impfung steht nicht zur Verfügung. Konsequente Nahrungsmittelhygiene kann das Risiko einer Infektion entscheidend vermindern. Schwangere sollten aus Sorge um das ungeborene Kind für den Zeitraum der Schwangerschaft andere Reisegebiete wählen, als die oben erwähnten.

7.15 Japanische Enzephalitis

Die japanische Enzephalitis ist eine Virusinfektion, die durch verschiedene Stechmückenarten übertragen wird. Sie kommt in Asien und im westlichen Pazifikraum vor. Hier findet sie sich vornehmlich in ländlichen Gebieten mit Reisanbau und Schweinehaltung im Sommer und Herbst am Ende der Regenzeiten. Epidemien wurden aus Indien, Nepal, Thailand und Vietnam gemeldet. Nach 4 Tagen bis 2 Wochen treten hohes Fieber, Erbrechen, Kopfschmerzen, Nackensteifigkeit, Meningitis und Enzephalitis auf. Schwere Verläufe und Todesfälle sind insbesondere bei kleinen Kindern und älteren Menschen festzustellen. Ein in Deutschland zugelassener Impfstoff steht bisher nicht zur Verfügung. Dem persönlichen Schutz vor Mückenstichen kommt – wie auch bei anderen Erkrankungen – hohe Bedeutung zu. Touristikgebiete sind in der Regel aufgrund ihrer Infrastruktur nicht betroffen.

7.16 Kinderlähmung (Polio)

Poliomyelitis (Kinderlähmung) ist eine Viruserkrankung, die heute vorwiegend in den Entwicklungsländern Afrikas und Asiens verbreitet ist. Die Übertragung erfolgt fäkaloral, also über Nahrungsmittel und infiziertes Trinkwasser. Ca. 10 Tage bis 4 Wochen nach Infektion treten Fieber, Kopf- und Gliederschmerzen und gastrointestinale Beschwerden auf. Einem symptomfreien Intervall folgen zentralnervöse Symptome, mit Verbleiben von atrophischen Lähmungen und Skelettveränderungen. Die Impfung schützt vor Poliomyelitis und sollte auch unabhängig von Reisen überprüft und alle 10 Jahre aufgefrischt werden.

7.17 Lambliasis/Giardiasis

Die Lambliasis, heute Giardiasis genannt, ist eine Protozoeninfektion. Sie kommt weltweit vor, häufig in südlichen Ländern. Bis zu 200 Mio. Infektionen im Jahr werden bekannt, sie werden häufig importiert. Zwischen Infektion und Ausbruch der Erkrankung liegen 1–6 Wochen, subakute und – seltener – akute und wenig charakteristische, vorwiegend abdominelle Beschwerden können über Wochen bis Monate und länger – gelegentlich sogar jahrelang – bestehen. Die Übertragung erfolgt durch zystenhaltige Nahrungsmittel und Trinkwasser, durch Schmierinfektion, aber auch durch Sexualkontakte. Konsequente Nahrungsmittelhygiene vermindert das Infektionsrisiko entscheidend.

7.18 Leberegel

Diese Erkrankung ist besonders in Südost- und Ostasien verbreitet. Einen besonderen Schwerpunkt stellt Tailand dar. In bestimmten Regionen scheiden bis zu 90% der Einwohner Wurmeier aus. Die Übertragung erfolgt durch Genuß von ungekochten Wasserpflanzen und rohen oder nicht ausreichend gekochten Wassertieren. Der Zwischenwirt Wasserschnecke scheidet dabei Wurmeier aus, die vom Menschen zu sich genommen werden. In der Regel ist bei Touristen der Befall gering, so daß lediglich unspezifische Krankheitserscheinungen auftreten. Bei schwerem Befall, wie er bei längeren Aufenthalten vorkommt, treten Beschwerden im Bereich der Leber, Fieber und Gallenstau auf. Vorbeugend sollte auf den Verzehr von nicht gekochtem Fisch, eingelegtem Fisch und Fischsoßen verzichtet werden.

7.19 Leishmaniose

Die Leishmaniose findet weite Verbreitung in den tropischen und subtropischen Klimazonen einschließlich der Mittelmeerländer. Die Übertragung auf den Menschen erfolgt durch den Stich von Sandfiegen, sogenannter Phlebotomen. Die Hautleishmaniose zeigt Knötchenbildung an der Einstichstelle, innerhalb von Wochen bildet sich eine große Beule (Orientbeule), die sich geschwürig weiterentwickelt. Weiter gibt es die Schleimhaut- sowie die Form der viszeralen Leishmaniose, die in der Regel schwerere Verlaufsformen darstellen. Schutzimpfungen sind nicht vorhanden, wichtig ist ein konsequenter Mücken- und Insektenschutz.

7.20 Malaria

Die Malariaerkrankung gewinnt bei Fernreisen zunehmend an Bedeutung. Sie ist eine durch Protozoen

Die Behandlung einer Malaria gehört immer in die Hände eines erfahrenen Tropenmediziners. Der sicherste, beste und nebenwirkungsfreieste Schutz vor Malaria ist das Vermeiden des Moskitostiches. Neben dem Schutz vor Überträgermücken (Repellentien, Moskitonetz, Bekleidung mit langen Hosen, langen Ärmeln), der auch anderen Erkrankungen vorbeugt, ist oft eine medikamentöse Prophylaxe angezeigt.

verursachte Krankheit, die durch Mücken übertragen wird. Ihre Verbreitungsgebiete liegen hauptsächlich zwischen dem 40. nördlichen und 30. südlichen Breitengrad. Doch kommen Überträger auch bis zu 10 Grad weiter südlich und 5 Grad weiter nördlich vor. Es wird zwischen Malaria tertiana, Malaria quartana und Malaria tropica unterschieden. Die Inkubationszeiten liegen zwischen 7 Tagen und 6 Wochen. Der Malariaanfall beginnt meist mit Schüttelfrost und hohem Fieber bis 40° C, welches unter massiver Schweißneigung wieder abfällt. Je nach Art der Malaria können Erbrechen, Durchfälle, Kopfschmerzen und Kreislaufkollaps hinzukommen. Bedrohliche Komplikationen sind die Verlegung der Gefäße des Gehirns und die der Nieren.

Das Prinzip der meisten Malariamittel beruht auf der Wirkung gegen eine spätere Entwicklungsform der Parasiten im Blut. Das bedeutet, daß die früheren Entwicklungsstufen nach Eintritt in den Körper vollkommen ungestört verlaufen und daß erst die Blutinfektion beeinflußt wird. Ohne ausreichenden Wirkstoffspiegel im Blut bleibt somit jede Hoffnung auf Schutz bei einer Malaria von vornherein reines Wunschdenken. Prophylaktika müssen also rechtzeitig, regelmäßig und regelrecht (ausreichende Dosierung bis zu 4 Wochen nach der Reise) eingenommen werden. Die

Länder	Prophylaxe	Therapie
A	Keine *oder* Chloroquin* (5 mg/kg KG pro Woche, meist 1 × wöchentlich, 2 Tabl.) und immer Mückenschutz	Chloroquin* Die Behandlung einer Malaria gehört in ärztliche Hand Die Mitnahme eines Therapeutikums beugt lediglich Medikamentenengpässen am Zielort vor
B	Chloroquin* (5 mg/kg KG pro Woche, meist 1 × *wöchentlich 2 Tabl.)* *und* Proguanil* (3–3,5 mg/kg KG meist 2 Tabl./Tag je eine Tablette morgens und abends) (Südostasien ggf. Doxycyclin 100 mg/Tag) und immer Mückenschutz	Mefloquin* Die Behandlung einer Malaria gehört in ärztliche Hand Die Mitnahme eines Therapeutikums beugt lediglich Medikamentenengpässen am Zielort vor

C	Mefloquin*	Chinin*
	oder Chloroquin* und Proguanil* (wie B-Gebiet) (Südostasien ggf. Doxycyclin 100 mg/Tag) und immer Mückenschutz	Mefloquin Die Behandlung einer Malaria gehört in ärztliche Hand Die Mitnahme eines Therapeutikums beugt lediglich Medikamentenengpässen am Zielort vor

* Ärztliche Beratung über die Wirkung und mögliche Nebenwirkungen sowie das Studium der Beipackzettel sind erforderlich und sinnvoll.

Einnahme von Mefloquin führt beim Fliegenden Personal wegen der Gefahr zentralnervöser Störungen zur zeitweiligen Fluguntauglichkeit. Grundsätzlich kann auch bei Personen mit verantwortungsvoller Tätigkeit und mit Anforderungen an die räumliche Orientierung und Feinmotorik eine Prophylaxe mit Mefloquin problematisch sein.

Das trifft ebenso zu auf Gerätetaucher, Waffenträger, Fahrpersonal, Monteure und bestimmte Sportarten. Beeinträchtigungen können bis zu 3 Wochen nach der letzten Einnahme auftreten, d.h. auch nach der Rückkehr von der Reise zu Hause und im beruflichen Alltag. Unter Mefloquinprophylaxe soll eine Schwangerschaft für die nächsten 3 Monate ausgeschlossen werden. Wegen einer evtl. erforderlichen Behandlung besteht bei Schwangeren eine ziemliche Kontraindikation für Reisen in Malariagebiete, da möglicherweise

Reisemedizinisches Info-Fax

LTU
INTERNATIONAL AIRWAYS

SB
SmithKline Beecham
Pharma

in Zusammenarbeit mit

B·A·D
GESUNDHEITSVORSORGE UND SICHERHEITSTECHNIK GMBH

Reisemedizinische Koordinationsstelle
Tel. (02 11) 9 07 07 22
Fax (02 11) 9 07 07 33

Malaria Warnkarte für: Frau/Herrn ______________________

hat sich in malariagefährdetem Gebiet aufgehalten.
Tritt Fieber auf, so kann es durch eine Malaria bedingt sein.

Diese Karte zeigen Sie bitte **jedem Arzt**, den Sie aufsuchen!

has been stying in areas with malaria risk.
Any fever may be malarial.

Plaese show to **any doctor** you may attend.

(MS)

fruchtschädigende Medikamente verordnet werden müßten.

- *Die medikamentöse Malariaprophylaxe beginnt 1 Woche vor dem Abflug ins Zielgebiet und wird bis 4 Wochen nach der Rückkehr fortgeführt.*

- *Die Mefloquinprophylaxe sollte 2–3 Wochen vor Abreise beginnen, um mögliche Nebenwirkungen vorab erfassen zu können.*
- *Malariaprophylaxe allgemein nicht auf nüchternen Magen einnehmen.*

Die Einnahme von Paludrine beginnt mit der Ankunft im Zielgebiet und wird bis 4 Wochen nach der Rückkehr fortgeführt. Es sollte nicht vergessen werden, daß Prophylaxeschemata eine gewisse Allgemeingültigkeit aufweisen sollen und deshalb Einzelfällen nicht immer gerecht werden können (siehe auch WHO-Empfehlungen im Anhang). Es sind immer auch die Umstände eines Aufenthaltes wie Dauer, Zweck, lokale Gegebenheit u.ä. ins Risikokalkül einzubeziehen. So kann in städtischen Gebieten, in Höhen über 1500 m oder zu bestimmten Jahreszeiten in einer sonst hochgefährdeten Malariaregion das Risiko sehr gering sein. Im Zweifel sollte man sich bei reisemedizinisch erfahrenen Ärzten oder Institutionen erkundigen. Reisen von Schwangeren oder mit Kindern erfordern in jedem Fall erfahrene Beratung. Eine Karte mit den Malariaregionen der Welt, aufgeteilt in A-, B- und C-Regionen entsprechend der Tabelle zur Malariaprophylaxe, findet sich im Anhang.
Folgendes Schema zur medikamentösen Prophylaxe kann z.Z. als aktuell und sinnvoll für Erwachsene angesehen werden:

7.21 Meningokokkenmeningitis

Diese bakterielle Infektion kommt weltweit vor, ist jedoch epidemisch in Brasilien, südlich der Sahara, in Indien sowie in Nepal. Der Erkrankungsgipfel liegt in den Tropen vor allem in den Trockenzeiten, im Meningitisgürtel Afrikas mit periodischer Wiederkehr. Die Übertragung erfolgt durch Tröpfcheninfektion, bei engerem Kontakt zu infizierten Einheimischen. 2–4 Tage nach der Infektion treten starke Kopfschmerzen, Erbrechen, hohes schwankendes Fieber und Genickstarre auf. Es kann zu Hämorrhagien und Sepsis kommen. Eine Schutzimpfung steht zur Verfügung, die jedoch in erster Linie für Personen gedacht ist, die eng mit den Menschen in diesen Regionen zusammenleben, wie Entwicklungshelfer, Mitarbeiter von Hilfsorganisationen, aber auch Abenteuerreisende.

7.22 Pest

Weltweit sind einzelne Pestherde bekannt. 1994 trat die Pest in Indien als Beulen- und Lungenpest auf. Betroffen waren insbesondere die Stadt Surat, Delhi, Bombay, Benares, Bhopal, Kalkutta und Nagpur. Die Übertragung der Beulenpest erfolgt durch Flohstich von der Ratte auf den Menschen. Die Flohstichstellen können sich in der Leistenbeuge, der Achselhöhle oder am Hals befinden. Die Lungenpest wird über Tröpfcheninfektion von Mensch zu Mensch übertragen, sie entwickelt sich häufig auch als Folge der Beulenpest. Nach 2–8 Tagen, selten länger, treten schwerwiegende Krankheitserscheinungen bis zur Pestsepsis auf, unbehandelt tritt der Tod ein. Mit modernen Antibiotika ist die Pest gut zu behandeln. Eine Impfung bietet nur einen geringen Schutz, ist schlecht verträglich und wird somit nur Personen mit einem besonderen Gefährdungsgrad empfohlen.

7.23 Schlafkrankeit

Die afrikanische Schlafkrankheit tritt in West- und Ostafrika regional auf. Übertragen wird sie durch die Tse-Tse -Fliege. 2–6 Wochen nach Stich erste Reaktionen mit Knötchenbildung an der Einstichstelle, später Fieber, Herzschädigung möglich. Nach Monaten bis Jahren Schlafstörungen, Persönlichkeitsveränderung als Ausdruck des Befalls des zentralen Nervensystems. Chemoprophylaxe möglich.

7.24 Tollwut

Von der Tollwut können alle Säugetiere betroffen sein, z.B. Hunde, Katzen, Füchse, Skunks, Waschbären, Mungos, Affen, aber auch Fledermäuse. An Tollwut versterben nach Schätzungen jährlich ca. 15.000 Menschen, dies vor allem auf dem indischen Subkontinent. Die Übertragung erfolgt durch infektiöse Tiersekrete, wie z.B. Speichel beim Biß, aber auch durch Kratzen und Lecken. Eine Ansteckung des Menschen ist auch vor Erkrankungsausbruch beim Tier möglich. Nach ca. 3 Wochen bis 3 Monaten rötet sich die Bißstelle, allgemeine Beschwerden treten auf. Dann folgen Krämpfe bis zur Herzlähmung. Jede manifeste Erkrankung ist tödlich. Als Vorbeugung sollte jeder Tierkontakt vermieden werden, insbesondere mit Tieren, die sich auffällig verhalten, oder mit Tierkadavern. Bei Verdacht auf Tollwut ist nach einem Biß eine postexpositionelle Impfung möglich und notwendig. Vor allem bei Personen mit einem hohen Risiko wie Tierärzten, Jägern, und Laborpersonal ist jedoch auch eine vorbeugende Impfung sinnvoll.

7.25 Typhus

Die Erkrankung ist weltweit anzutreffen. Das Risiko für Reisende, sich eine Infektion zuzuziehen, liegt bei ca. 1:30.000, in Indien, Ägypten, Algerien, Marokko und Senegal jedoch bei 1:3.000. Die Krankheit wird oral übertragen. Die Infektionsgefahr kann durch Beachtung der allgemeingültigen Grundregeln der Hygiene und durch Vermeiden belasteter Lebensmittel (Rohkostsalate, Rohmuscheln, unsauberes Trinkwasser etc.) deutlich vermindert werden (Nahrungsmittelhygiene). 1–3 Wochen nach Infektion stellt sich allgemeines Krankheitsgefühl mit langsamem stufenweisem Temperaturanstieg mit stabilem Fieber bei ca. 40° über 1–2 Wochen ein. Es folgen Hauterscheinungen, Verstopfung, dann Durchfälle. Hirnödem, Darmblutungen, Bauchfellentzündungen, Herzentzündungen und Blasenentzündungen können als Komplikationen hinzutreten. Eine Impfung gegen Typhus steht als Schluckimpfung und als Injektion zur Verfügung. Die Schutzwirkung liegt bei ca. 70–80% für bis zu 3 Jahre. Die Impfung ist für südliche Regionen empfehlenswert. Die Injektion ist gegenüber der Schluckimpfung häufig vorzuziehen.

7.26 Wundstarrkrampf (Tetanus)

Tetanus (Wundstarrkrampf) ist eine durch Giftstoffe von Bakterien verursachte Erkrankung, die weltweit auch bei Bagatellverletzungen erworben werden kann. Es werden jährlich 300.000–500.000 Erkrankungen weltweit geschätzt. 2 bis 14 bis 56 Tage nach der Infektion kommt es zu Schmerzen der Kau-, Bauch- und

Rückenmuskulatur mit Kiefersperre und Spasmus der Kaumuskulatur. Es folgen entstellende Kontraktionen der Gesichtsmuskulatur, Schluck- und Atemstörungen. Impfung schützt vor Wundstarrkrampf. Die Immunität sollte – auch unabhängig von Reisen – überprüft und alle 10 Jahre aufgefrischt werden. Die Auffrischimpfung wird in der Regel mit einer Auffrischung gegen Diphtherie kombiniert.

8 Impffahrplan

Sind bei Fernreisen mehrere Impfungen erforderlich, kommt einem Impfplan besondere Bedeutung zu. Zwischen *Lebendimpfstoffen* sind folgende Abstände einzuhalten, falls nicht durch Reaktionen auf vorhergehende Impfungen andere Abstände erforderlich werden:

Nach	Zu	Mindestens
Gelbfieber	Polio	Kein Abstand
	Typhus	Kein Abstand
	Masern	2 Wochen
	BCG	2 Wochen
Polio (oral)	Gelbfieber	4 Wochen
	Typhus	2 Wochen
	Masern	4 Wochen*
	BCG	4 Wochen
Typhus (oral)	Gelbfieber	Kein Abstand
	Polio	3 Tage nach letzter Kapsel
	BCG	Keine Angabe
Masern	Gelbfieber	4 Wochen
	Polio	4 Wochen*
	BCG	4 Wochen
BCG	Gelbfieber	4 Wochen
	Polio	4 Wochen
	Typhus	Kein Abstand
	Masern	4 Wochen

* Polio- und Masernimpfstoffe können bei Zeitmangel am selben Tag verabreicht werden, sonst soll ein Abstand von 4 Wochen eingehalten werden.

Zwischen einer Immunglobulingabe und der nachfolgenden Impfung mit einem Lebendimpfstoff ist ein Zeitabstand von mindestens 3 Monaten erforderlich, da die Wirkung von parenteral verabreichten Viruslebendimpfstoffen beeinträchtigt werden kann. Eine Gelbfieberimpfung soll mindestens 10 Tage vor Gammaglobulingabe erfolgen. Keine Abstände sind zu beachten bei FSME, Tetanus, Typhus injiziert, Cholera, Hepatitis A, Hepatitis B, Polio injiziert.

Folgende Zeitplanung für Reiseimpfungen hat sich als sinnvoll erwiesen:

Zeit bis zur Abreise	Tetanus/ Diphtherie	Polio	Hepatitis
6 Wochen	Ggf. Auffrischimpfung	Ggf. Auffrischimpfung (wenn Typhusinjektion) oder Gelbfieber	1. Teilimpfung Hepatitis A oder Hepatitis A +
2 Wochen			2. Teilimpfung Hepatitis A +
1 Woche			
6. Monate nach der 1. Impfung			2. Teilimpfung Hepatitis A oder 3. Teilimpfung Hepatitis A +

Weitere Informationen finden Sie in den jeweiligen Kapiteln. Eine Impfung gegen Gelbfieber (soweit erforderlich), sowie die Standardimpfungen Polio, Tetanus/Diphtherie sollten grundsätzlich zuerst erfolgen.

Es ist zu beachten, daß eine ggf. erforderliche Gelbfieberimpfung – wenn nicht zeitgleich – dann erst 4 Wochen nach erfolgter Polioimpfung (oral) vorgenommen werden soll.

Typhus	Gelbfieber	Cholera	Malaria-Vorbeugung
Schluckimpfung Tag 0, 2, 4 je 1 Kps. oder Typhusinjektion	1 Impfung ausreichend	1. Teilimpfung	
		2. Teilimpfung	Beginn der medikamentösen Prophylaxe

9 So reisen Sie bequem

1. Legen Sie sich Reisedokumente (Personalausweis, Reisepaß, Visum) und Reisepapiere (Buchungsunterlagen) griffbereit. Denken Sie auch an die Unterlagen für Ihre Reisekrankenversicherung. Etwas Bargeld benötigen Sie in der Regel am Flughafen für die Sicherheitsgebühr.

2. Packen Sie besser zwei als einen ganz großen Koffer, denn Sie können sich sonst schnell einmal „verheben".

3. Wenn es geht, dann checken Sie am Abend vor der Reise ein. So können sie wesentlich ruhiger ohne Gepäck an den Start gehen.

4. Gehen Sie ausgeruht an den Start. Schlafprobleme und Aufgeregtheit lassen sich oft durch ein mildes Baldrian-Präparat lindern.

5. Tragen Sie keine einengenden Kleidungsstücke auf der Reise. Geschäftsreisende dürfen ihre Krawatte lockern. Denken Sie auch an ein wärmendes Kleidungsstück, denn mitunter ist es im Flugzeug auch kühl.

6. Alkoholische Getränke direkt vor der Reise sind tabu, denn oft ist bei Ein- oder Ausreise viel zu regeln, worüber man unter Alkohol leicht den Überblick verliert.

7. Blähende Speisen vor der Abreise sind ebenfalls tabu, denn die Darmgase dehnen sich unter den geänderten Druckverhältnissen im Flugzeug aus

und führen zu Blähungsbeschwerden. Verzichten Sie aus dem gleichen Grund auf alle kohlensäurehaltigen Getränke an Bord.

8. Wenn Ihnen Fliegen neu ist, oder Sie sorgenvoll stimmt, wenden Sie sich ruhig an die Flugbegleiter. Fragen Sie sie aus und Sie werden sehen, daß Fliegen wie „Busfahren über den Wolken“ ist. Genießen sie das Bordvideo, Sie werden jede Menge Ablenkung finden.

9. Ihr Kreislauf dankt es Ihnen, wenn Sie sich bewegen. Halten Sie Ihren Blutfluß auch im Flugzeug in Gang. Alle halbe Stunde einmal kurz aufstehen und alle Stunde ein kurzer Gang wird Ihnen guttun. Trinken Sie zumindest bei längeren Flügen 0,5–1 l mehr Flüssigkeit als sonst, die Luft ist trocken an Bord. Das Austrocknen der Nasenschleimhäute verhindern Sie durch Nasenspray's aus z. B. Meersalzlösung.

10. Rauchen an Bord erhöht Ihre persönliche Kabinendruckhöhe um bis zu 1000 m. Das ist nicht gesund. Versuchen Sie im Flugzeug auf das Rauchen zu verzichten.

10 Besonderheiten bei Reisen von Schwangeren und mit Kindern

Eine Schwangerschaft ist im allgemeinen zwar kein Hinderungsgrund für eine Reise, doch gibt es eine Reihe von Risikofaktoren: Im letzten Schwangerschaftsmonat und bis zum 7. Tag nach der Entbindung ist von einer Flugreise dringend abzuraten. Schutzimpfungen mit Totimpfstoff oder inaktivierten Vakzinen, Toxoiden und Polysacchariden sind während der Schwangerschaft im allgemeinen vertretbar. Lebendimpfstoffe sind generell kontraindiziert. In jedem einzelnen Fall sollten aber einerseits die Risiken, andererseits der Nutzen abgewogen werden. Bei gerechtfertigter Indikation darf eine Gelbfieberimpfung nach dem 6. Schwangerschaftsmonat durchgeführt werden. Gegen eine Polioschluckimpfung bestehen keine Bedenken. Eine Malariaerkrankung in der Schwangerschaft kann das Leben der Mutter und des ungeborenen Kindes ernsthaft gefährden. Deshalb sollten sich Schwangere nur bei zwingender Notwendigkeit in einem Malariagebiet aufhalten. Dem Schutz gegen Moskitostiche muß dann besondere Aufmerksamkeit geschenkt werden. Eine Malariaprophylaxe mit Chloroquin und Proguanil ist möglich, mit Mefloquin dagegen kontraindiziert.

- Wird Mefloquin zur Prophylaxe angewendet, so muß bis zum Ablauf von 3 Monaten nach Absetzen des Medikamentes eine Schwangerschaft verhütet werden.

Die Behandlung einer Malaria mit Halofantrin sollte bei möglicher Schwangerschaft wegen noch nicht ausreichender Erfahrungen unterbleiben. Hier gilt Chinin als Mittel der Wahl.
Das Hepatitis-E-Virus wird wie das Hepatitis-A-Virus über verunreinigte Nahrungsmittel übertragen. Es kommt in den Ländern Südostasiens, Indiens, Mittelamerikas und Zentralafrikas vor. Da nur bei Schwangeren schwerwiegende Verläufe (bis 25%) bekannt wurden, sollten diese andere Reiseziele vorziehen. Ein Impfstoff steht nicht zur Verfügung, Immunglobuline schützen nur unzuverlässig. Die meisten Impfstoffe (Diphtherie, Tetanus, Poliomyelitis, BCG) können Kindern in den ersten Lebenswochen ohne Risiko verabreicht werden. Allgemein sollten Kinder aber nicht vor Vollendung des 1. Lebensjahres gegen Gelbfieber geimpft werden; es sollte aber besonders auf den Schutz gegen Tetanus, Diphtherie, Polio, Masern, Mumps und Röteln geachtet werden.
Die Malariaprophylaxe für Kinder ist wichtig. Chloroquin und Proguanil können bei entsprechender Notwendigkeit prinzipiell auch an Kleinkinder verabreicht werden. Große Bedeutung hat hier auch die Vorbeugung gegen Moskitostiche. Zur Dosierung der Medikamente muß der Rat eines Arztes eingeholt werden.
Tropische und subtropische Regionen stellen kein geeignetes Reiseziel für Schwangere und Kinder in den ersten Lebensjahren dar.

11 Reiseapotheke

Außer den Medikamenten, die auch zu Hause eingenommen werden, sollte gegen folgende Beschwerden eine Medikation mitgenommen werden:

- Schmerzen
- Fieber
- Allergien
- Sonnenbrand
- Durchfälle
- Schnupfen
- Husten
- Bindehautreizung der Augen
- Schlafstörungen
- Reisekrankheit

Empfehlenswert bzw. erforderlich sind außerdem:

- Mittel zum Elektrolytersatz bei Durchfall und Erbrechen
- Malariamittel
- Mückenschutzmittel
- Sonnenschutzmittel
- Salbe gegen Pilzinfektion
- Salbe gegen Sportverletzungen
- Desinfektionsmittel
- Fieberthermometer
- Verbandmaterial
- ggf. Einwegkanülen und Spritzen
- Splitterpinzette
- Abschluß einer Reisekranken- und Rückholversicherung

12 Anhang

12.1 Kartenteil*

* Die Karten zur Amöbiasis, Cholera, FSME, Japanischen Enzephalitis, Hepatitis A und B, Poliomyelitis, Tetanus und Tollwut stellte uns die M&M GmbH, Steinstraße 56, 81667 München, mit Erlaubnis von SmithKline Beecham Pharma freundlicherweise zur Verfügung.

AMÖBIASIS

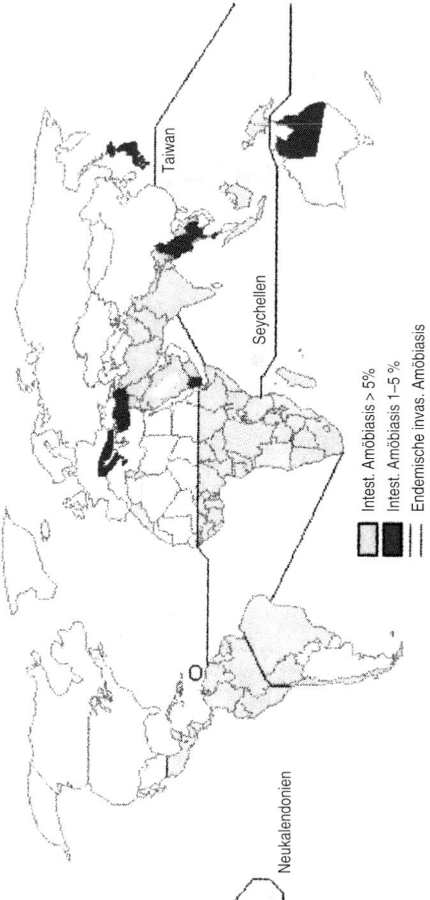
Taiwan
Seychellen
Neukalendonien
Intest. Amöbiasis > 5%
Intest. Amöbiasis 1–5 %
Endemische invas. Amöbiasis

CHOLERA

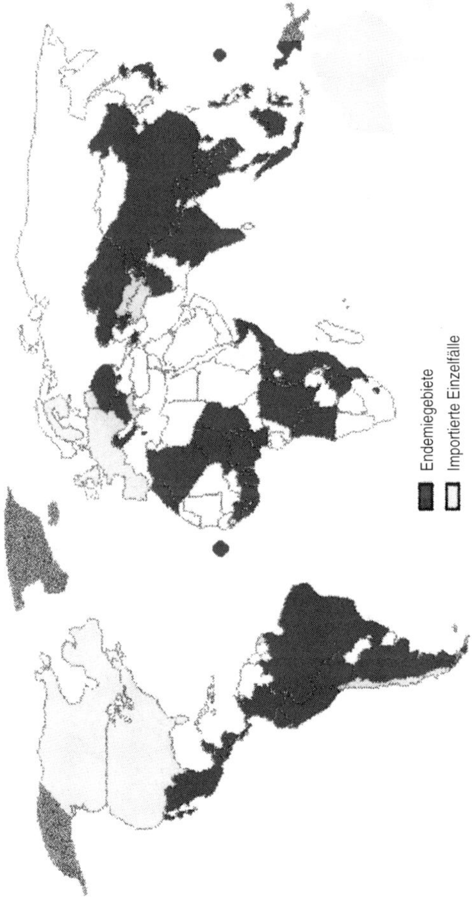

FSME

Zentraleuropa

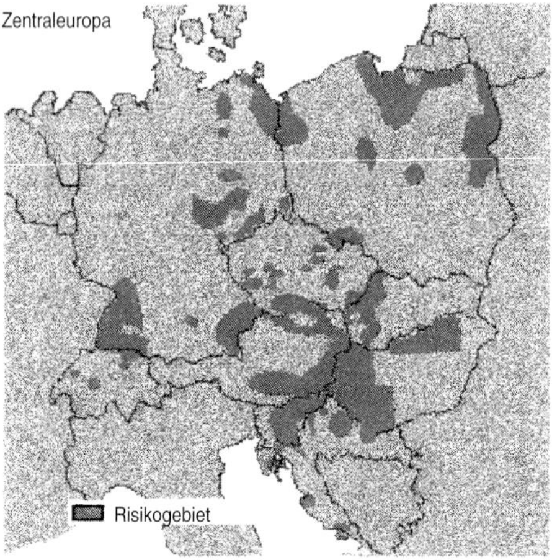

Nordeuropa

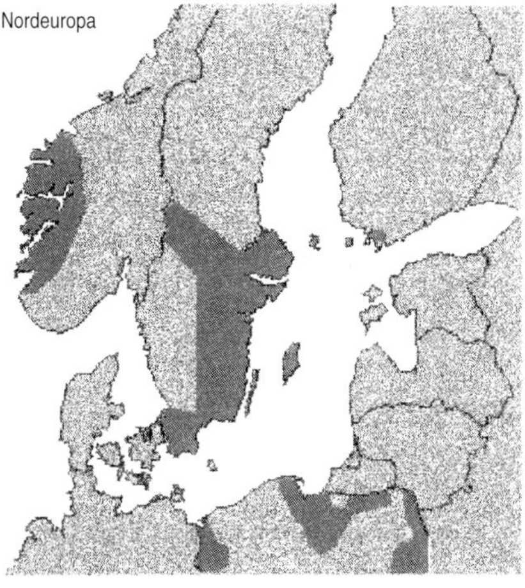

JAPANISCHE ENZEPHALITIS

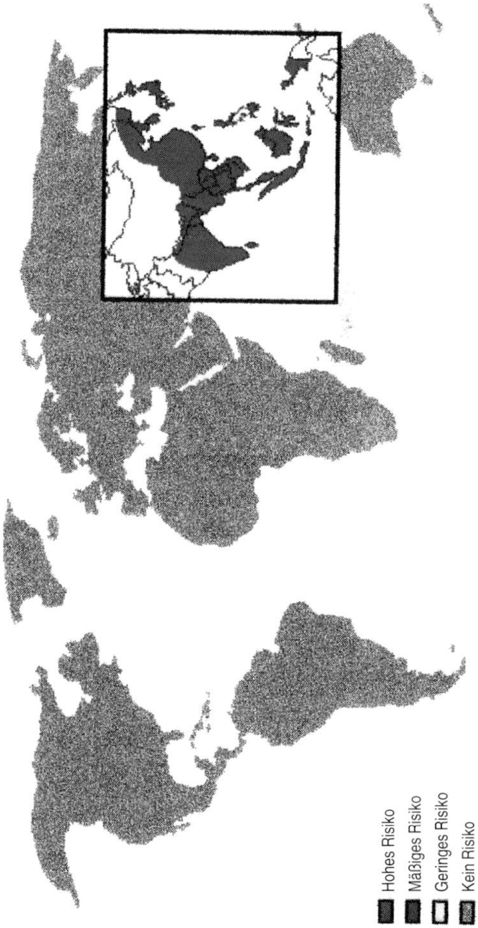

HEPATITIS A

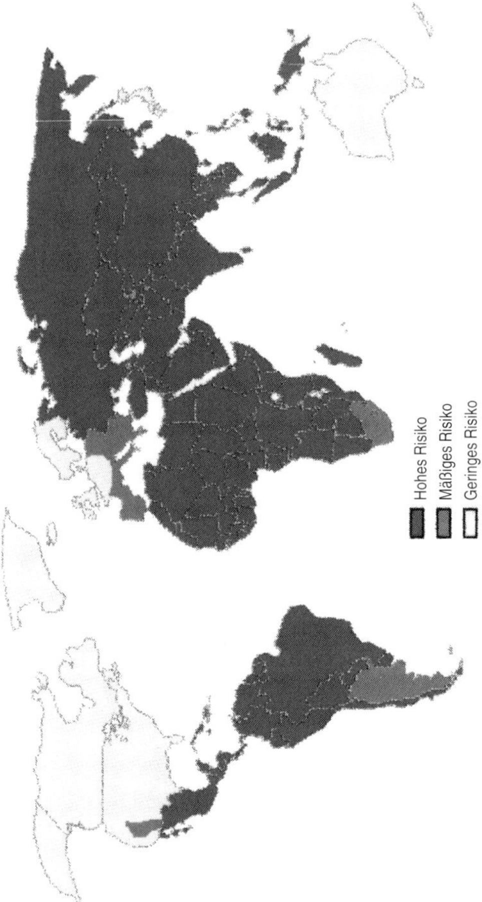

HEPATITIS B

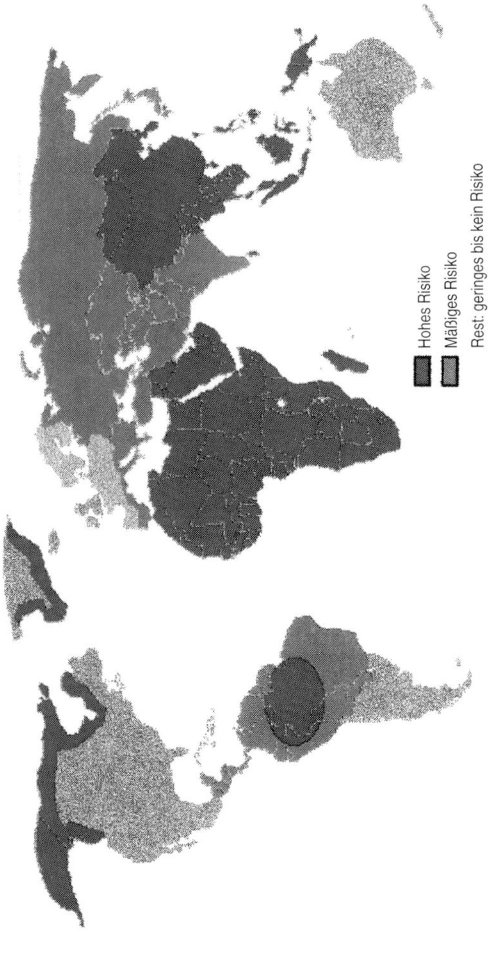

POLIOMYELITIS

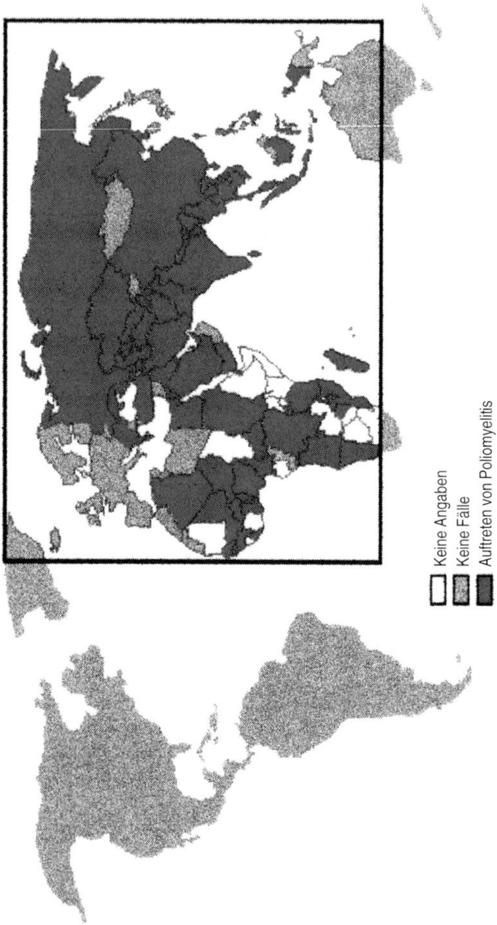

TETANUS

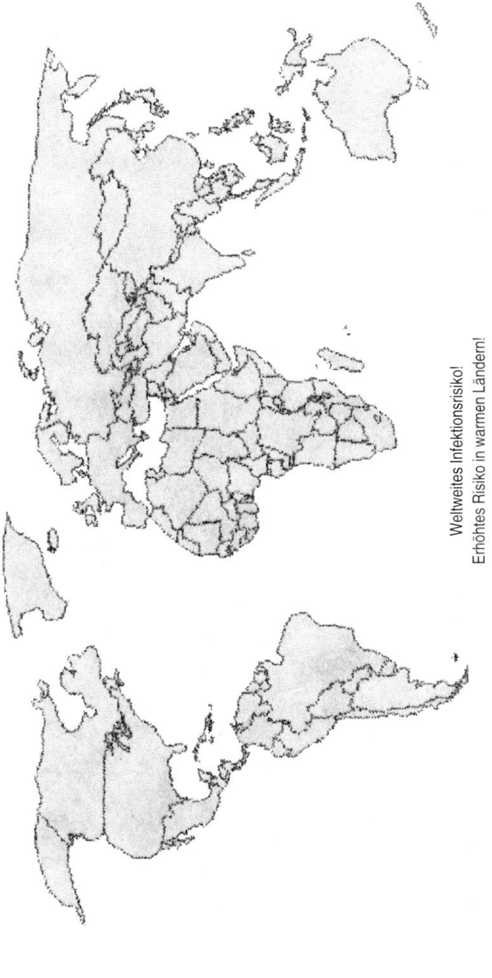
Weltweites Infektionsrisiko!
Erhöhtes Risiko in warmen Ländern!

TOLLWUT

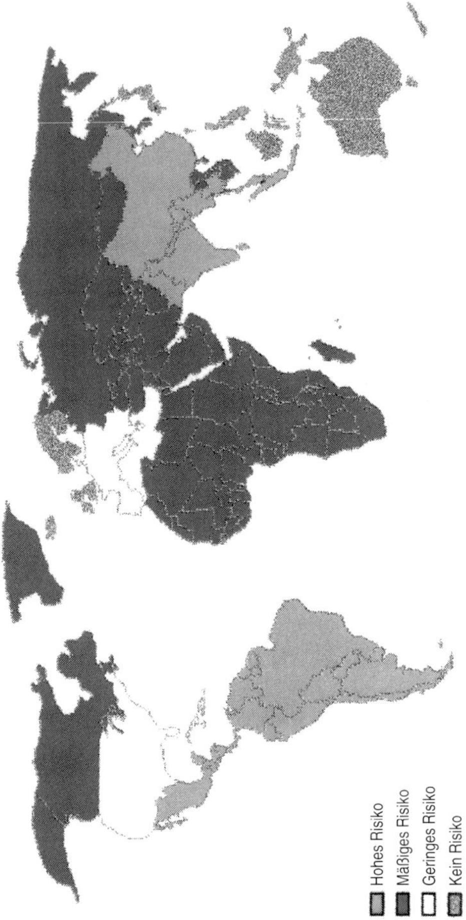

GELBFIEBER-ENDEMIEGEBIETE IN AFRIKA

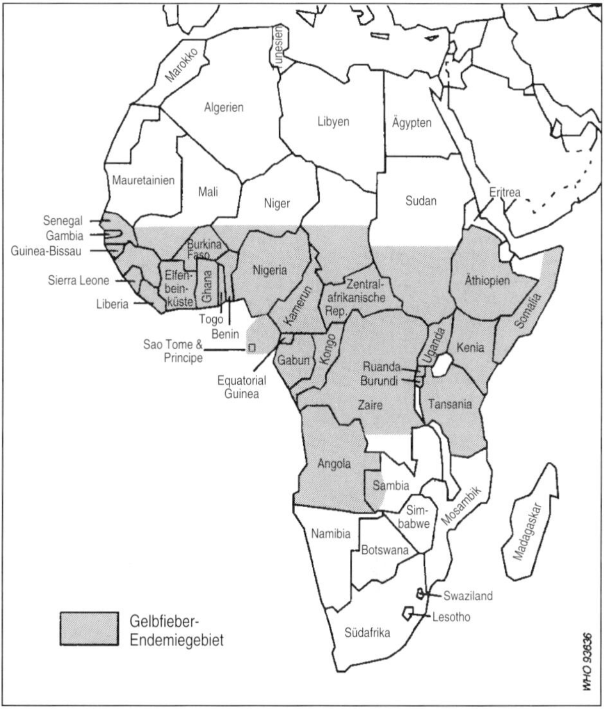

GELBFIEBER-ENDEMIEGEBIETE IN AMERIKA

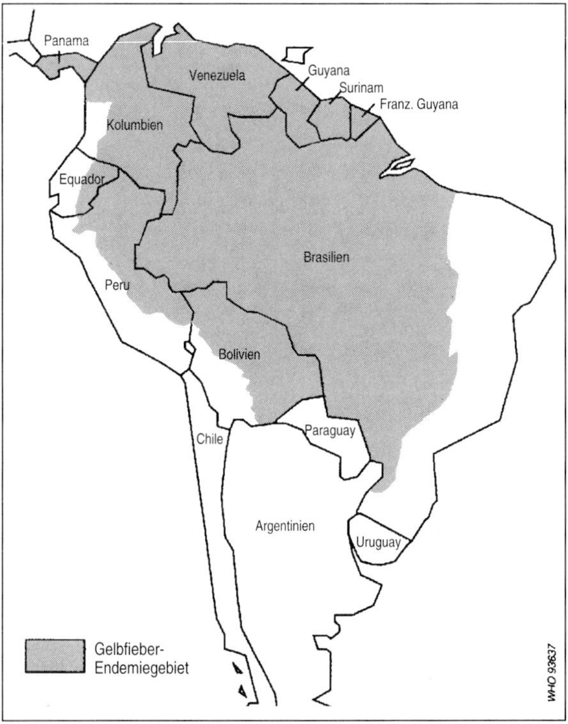

EMPFEHLUNGEN ZUR MALARIA-MEDIKAMENTENPROPHYLAXE NACH REGIONEN – 1997

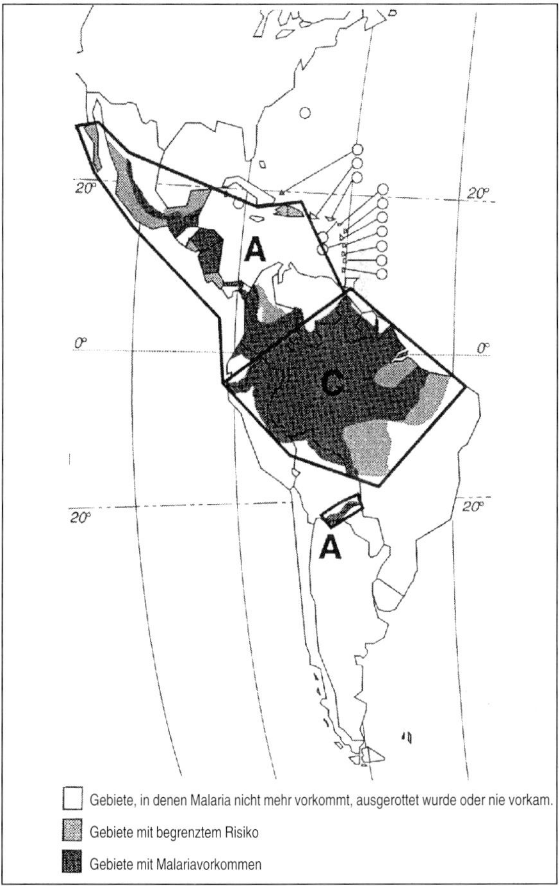

EMPFEHLUNGEN ZUR MALARIA-MEDIKAMENTENPROPHYLAXE NACH REGIONEN – 1997

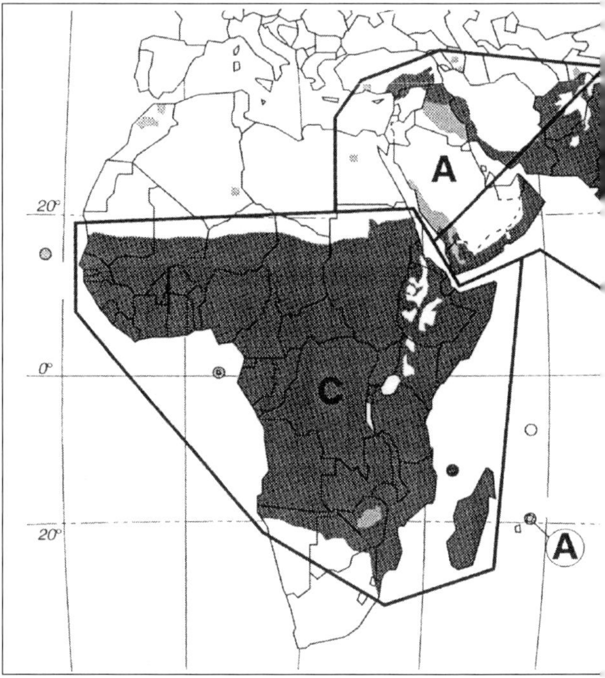

Zone	Bemerkungen
A	In der Zone A ist das Risiko allgemein gering und saisonbedingt, in vielen Gebieten (z. B. in Stadtgebieten) besteht kein Risiko. P. falciparum-Stämme kommen nicht vor oder sprechen auf Chloroquin an.
B	Das Risiko ist in den meisten Teilen der Zone B gering. Chloroquin als Monosubstanz schützt gegen P. viv In Kombination mit Proguanil verleiht Chloroquin einen gewissen Schutz gegen P. falciparum und kann der Krankheitsverlauf bei einer Erkrankung trotz Prophylaxe mildern.
C	In Afrika besteht ein hohes Risiko in den meisten Teilen der Zone C mit Ausnahme einiger hochgelegener Gebiete. In Asien und Amerika ist in den meisten Teilen dieser Zone das Risiko gering, im Amazonasbecken (Siedlungs- und Bergbaugebiete) indessen teilweise hoch. Sulfadoxin/Pyrimethamin-Resistenzen sind in Asien in der Zone C weitverbreitet und in Afrika und Amerika in der Zone C unterschiedlich hoch.

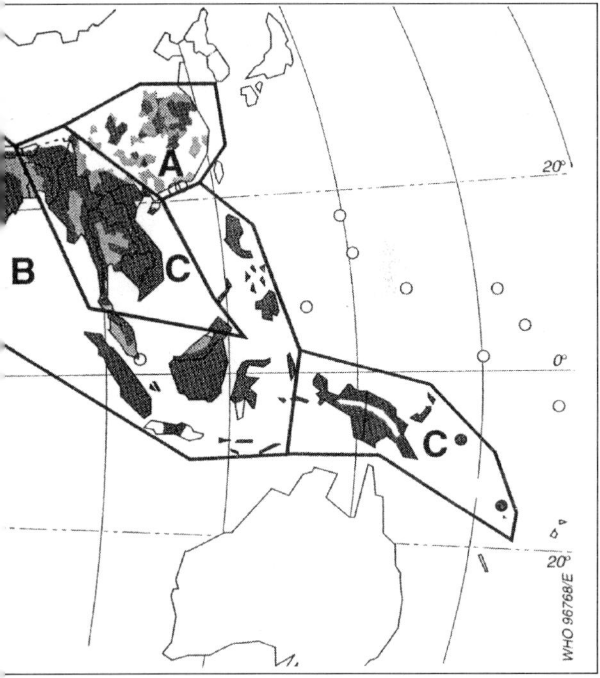

Empfehlungen zur Prophylaxe

entweder:	Chloroquin-Prophylaxe
oder:	(bei ganz geringem Risiko) keine Prophylaxe
Prophylaxe:	Chloroquin + Proguanil
oder:	(bei ganz geringem Risiko): keine Prophylaxe
Prophylaxe:	Erste Wahl – Mefloquin, zweite Wahl – Chloroquin + Proguanil Grenzgebiete Kambodscha/Myanmar/Thailand – Doxycyclin
oder:	(bei ganz geringem Risiko): keine Prophylaxe

selbst bei einer Medikamentenprophylaxe stets sorgfältige Schutzvorkehrungen gegen Moskitostiche treffen

12.2 Verzeichnis der Gelbfieberimpfstellen in Deutschland

Prof. Dr. med. R. Lütticken
Klinikum d. RWTH
Pauwelstr. 30
52074 Aachen
Tel.: 02 41 / 8 08 95 10
Fax.:02 41/ 87 61 40

Dr. med. Hans Zahn
Albrecht-Dürer-Str. 6
52477 Alsdorf
Tel.: 0 24 04 /2 25 70
oder 40 99
Fax.: 0 24 04 / 2 08 96

Dr. Peter Przybylski
Hauptstr. 97 a
55232 Alzey
Tel.: 0 67 31/ 4 40 66

Dr. Claus Muss
Bahnhofstr. 8
86150 Augsburg
Tel.: 0821 / 511 670

Städt. Gesundheitsamt
Hoher Weg 8
86152 Augsburg
Tel.: 08 21 / 3 24 20 51
Fax.: 08 21 / 3 24 20 47

Staatl. Medizinaluntersuchungsamt
Lüchtenburger Weg 24
26603 Aurich
Tel.: 0 49 41 / 26 21
oder 1 0059
Fax.: 0 49 41 / 6 24 98

Dr. V. Rätz
Kaiser-Wilhelm-Platz 4
32545 Bad-Oeynhausen
Tel.: 05731 / 27 0 32
Fax.: 05731 / 25 17 50

DRK-Blutspendedienst
Gunzenbachstr. 35
76530 Baden-Baden
Tel.: 0 72 21 / 21 43 41

Gelbfieber-Impfstelle
des Gesundheitsamtes Bautzen
Wallstr. 5
02625 Bautzen
Tel.: 0 35 91 / 7 30 11 31
Fax.: 0 35 91 / 7 30 11 20

Dr. Wolfgang Krause
Richard-Wagner-Str. 2
95444 Bayreuth
Tel.: 09 21/ 51 50 70

Dr. med. Fritz Seiler
Friedrich-von-Schiller-Str. 3 e
95444 Bayreuth
Tel.: 09 21 / 1 33 33
Fax.: 09 21 / 85 03 40

Kreiskrankenhaus Beeskow
Innere Abteilung
Prof. Dr. Horst Koch
Eugen-Richter-Str. 1 - 3
15848 Beeskow
Tel.: 0 33 66 / 2 07 31

Gesundheitsamt Tiergarten
Turmstr. 22
10559 Berlin
Tel.: 0 30 / 39 05-32 08
oder 32 53

Institut für Hygiene der FU
Hindenburgdamm 27
12203 Berlin
Tel.: 0 30 / 7 98-36 80
oder 36 81

Institut für Tropenmedizin
Engeldamm 62 - 64
10179 Berlin
Tel.: 0 30 / 2 74 60
Fax.: 0 30 / 2 79 27 58

Gesundheitszentrum
am Potsdamer Platz
Mohrenstr. 6
10117 Berlin
Tel.: 0 30 / 30 89 97 44
oder 30 98 97 46

Robert-Koch-Institut
Nordufer 20
13353 Berlin
Tel.: 0 30 / 45 474

Zentrales
Institut des Sanitätsdienstes
der Bundeswehr
Dr. Franke
Scharnhorststr. 14
10115 Berlin
Tel.: 030 / 28 41 22 04
Fax.: 030 / 28 41 22 13
(nur für Angehörige der Bundeswehr)

Dr. med. Horst Tabel
Tropen- und Reisemedizinisches Institut Berlin
Wiclefstr. 2
10551 Berlin
Tel.: 0 30 / 3 95 64 34
Fax.: 0 30 / 3 95 95 33

Gelbfieberimpfstelle Gesundheitsamt
Dr. med. G. Schröder-Lange
August-Bebel-Str. 92
33602 Bielefeld
Tel.: 05 21 / 51 20 22
Fax.: 05 21 / 51 34 06

Hygiene-Institut d. Universität
Universitätsstr. 150
Gebäude MA 1/35
44801 Bochum
Tel.: 02 34 / 7 00 23 65
Fax.: 02 34 / 7 09 41 99

Landesanstalt für
Arbeitsschutz NRW
Dr. Gerding
Marienplatz 2
44787 Bochum
Tel.: 02 34 / 68 95 0
Fax.:02 34 / 68 95 300

Hygiene-Institut d. Universität
Sigmund-Freud-Str. 25
53127 Bonn
Tel.: 02 28 / 2 87 68 06
Fax.: 02 28 / 2 87 67 63

Auswärtiges Amt
– Impfstation –
Tempelstr. 17
53113 Bonn
Tel.: 02 28 / 17 32 75 - 76

Gesundheitsamt Kreis Borken
Burloer Str. 33
46325 Borken
Tel.: 0 28 61 / 82 11 65
Fax.: 0 28 61 /6 33 20

Dr. med. Rolf Schmitt
Rheinstr. 28
53332 Bornheim-Hersel
Tel.: 0 22 22 / 8 16 61
Fax.: 0 22 22 / 81 02 34

Gesundheitsamt
Landkreis Wesermarsch
Rönnelstr. 10
26919 Brake
Tel.: 0 44 01 / 57 92
Fax.: 0 44 01 / 42 85

Gesundheitsamt
Braunschweig
Hamburger Str. 226
38114 Braunschweig
Tel.: 05 31 / 4 70 - 72 42
Fax.: 05 31 / 4 70 - 70 01

Staatl. Medizinal-
untersuchungsamt
Hallestr. 1
Postfach 33 01
38124 Braunschweig
Tel.: 05 31 / 4 84 11 00
Fax.: 05 31 / 4 84 11 99

Hafengesundheitsamt
Überseehafen
Verwaltungsgebäude
Hafenkopf 2
28217 Bremen
Tel.: 04 21 / 3 61 85 85
Fax.: 04 21 / 3 61 84 13

Hafengesundheitsamt
Geo-Plate-Str. 4
27568 Bremerhaven
Tel.: 04 71 / 4 00 31

Gesundheitsamt Chemnitz
Beratungs- u. Impfstelle für Reisende
Rathausstr. 12
09111 Chemnitz
Tel.: 03 71 / 4 88 58 37

Städt. Klinik
Klinik für Infektionskrankheiten
Centrum f. Reisemedizin
Bürgerstr. 2
09113 Chemnitz
Tel.: 03 71 / 33 26 44

Gesundheitsamt Gosler
Nebenstelle Clausthal-Zellerfeld
L'Aigler-Platz 1
38678 Clausthal-Zellerfeld
Tel.: 05323 / 70 89

Heidetraud Griesbach
Görlitzer Str. 15
03046 Cottbus
Tel.: 03 55 / 42 54 14

MR Dr. med. Lothar Schneider
Berliner Str. 1
03046 Cottbus
Tel.: 03 55 / 70 21 10
Fax.: 03 55 / 70 21 20

Gesundheitsamt des
Landkeises Cuxhaven
Vincent-Lübeck-Str. 2
27474 Cuxhaven
Tel.: 04721 / 66 20 93
Fax.: 03721 / 66 20 40

B·A·D Gesundheitsvorsorge und Sicherheitstechnik GmbH
Zentrum Deggendorf
Dr. Georg Meyer
Bahnhofstr. 57
94469 Deggendorf
Tel.: 09 91 / 46 58

Tropenmedizinische
Beratungs- Impf- und
Behandlungsstelle an der
Klinik für Innere Medizin der
Anhaltischen Diakonissenanstalt Dessau
Gropiusallee 3
06846 Dessau
Tel.: 03 40 / 6 50 20

Städtisches Klinikum
Dresden-Friedrichstadt
Institut für Tropen- und
Reisemedizin
Schäferstr. 49 - 51
01067 Dresden
Tel.: 03 51 / 4 96 30 92
oder 4 96 31 72
Fax.: 03 51 / 4 96 31 72

Gesundheitsamt Düren
Dr. Gabriele Heuser
Marienstr. 19
52351 Düren
Tel.: 024 21 / 22 24 29

B·A·D Gesundheitsvorsorge
und Sicherheitstechnik GmbH
Zentrum Düsseldorf Flughafen
Koordinationsstelle
Reisemedizin
Dr. med. E. Müller-Sacks
Flughafen, Halle 4
40474 Düsseldorf
Tel.: 0211/ 90 70 7 -0 / - 18/ - 22
Fax: 0211/ 90 70 733

Centrum für Reisemedizin
Impfstelle
Oberrather Str. 10
40472 Düsseldorf
Tel.: 02 11 / 90 42 90
Fax.: 0 2 11 / 90 42 999

Hafen u. Flughafenärztl. Dienst
Kölnerstr. 180
40227 Düsseldorf
Tel.: 02 11 / 8 99 35 33

Prof. Dr. med.
H.-W. Schlipköter
Auf'm Hennekamp 50
40225 Düsseldorf
Tel.: 02 11 / 3 38 90
oder 3 38 92 32

Gesundheitsamt-
Gelbfieberimpfstation
Landfermannstr. 1
47051 Duisburg
Tel.: 02 03 / 2 83 27 56
Fax.: 02 03 / 2 83 43 40

Gesundheitsamt
Dr. R. Burgatz
Dr. Sybille Piaskowski
Heegermühler Str. 75
16225 Eberswalde-Finow
Tel.: 0 33 34 / 21 46 34 o. 11
Fax.: 0 33 34 / 21 41 92

Städt. Gesundheitsamt
Am alten Binnenhafen 2
26721 Emden
Tel.: 0 49 21 / 2 50 - 04 / -07

Medizinischer Dienst der
Deutschen Lufthansa AG
Südallee 15 - Flughafen
85435 Erding b. München
Tel.: 0 89 / 9 77 52 00
Fax.: 0 89 / 9 77 52 18

Dr. Rainer Lundershausen
Thälmannstr. 25
99085 Erfurt
Tel.: 03 61 / 5 66 72 18
Fax.: 03 61 / 6 43 65 24

Gesundheitsamt Erfurt
Turniergasse 17
99084 Erfurt
Tel.: 03 61 / 6 55 17 36
oder 6 55 17 44

Frau Dr. U. Baars
B·A·D Gesundheitsvorsorge
und Sicherheitstechnik GmbH
Zentrum Erlangen
Langenfeldstr. 11
91058 Erlangen
Tel.: 09131 / 30 17 69
Fax.: 09131 / 30 46 16

Institut für medizinische
Hygiene
der Universität Erlangen -
Nürnberg
Wasserturmstr. 5
91054 Erlangen
Tel.: 0 91 31 / 85 25 68

Kinder und Poliklinik der
Universität
Loschgestr. 15
91054 Erlangen
Tel.: 0 91 31 / 85 31 18 - 19
Tel.: 0 91 31 / 85 31 13

Prof. Dr. med. E. Fink
Hindenburgstr. 59
91054 Erlangen
Tel.: 0 91 31 / 2 21 44
Fax.: 0 91 31 / 20 55 71

Frau Dr. U. Mukulicz
Untersuchungsstelle der Deutschen Gesellschaft für Technische Zusammenarbeit GmbH
Dag-Hammerskjöld-Weg 1- 5
65760 Eschborn
Tel.: 06196 / 79 -0

Institut für Hygiene
u. Arbeitsmedizin der
Uni-Klinik
Hufelandstr. 55
45147 Essen
Tel.: 02 01 / 7 23 45 72

Institut für Virologie
Universitätsklinikum Essen
Robert-Koch-Haus
45122 Essen
Tel.: 0201 / 723 - 35 50
oder 35 51

Dr. med. Cornelius Siggelkow
Mathilde-Kaiser-Str. 18
45138 Essen
Tel.: 02 01 / 28 24 14

Gesundheitsamt Euskirchen
Fr. Dr. Bärbel Prömse
Jülicher Ring 32
53897 Euskirchen
Tel.: 0 22 51 / 1 54 55

Gesundheitsamt für die Stadt Flensburg
Norderstr. 58 - 60
24939 Flensburg
Tel.: 04 61 / 85 26 02
Fax.: 04 61 / 85 28 19

Flughafenklinik
Hugo-Eckner-Ring
60547 Frankfurt
Tel.: 0 69 / 69 06 67 67
Fax.: 0 69 / 6 90 56 87

Medizinischer Dienst der Lufthansa AG
Dienststelle PM
Lufthansa Basis
60546 Frankfurt
Tel.: 0 69 / 6 96 21 41
Fax.: 0 69 / 6 96 70 44

Hygiene Institut der Universität
Paul-Ehrlich-Str. 40
60596 Frankfurt
Tel.: 0 69 / 63 01 50 33

Stadtgesundheitsamt
Braubachstr. 18 - 22
60311 Frankfurt
Tel.: 0 69 / 2 12 33 363

Landratsamt Breisgau-Hochschwarzwald Gesundheitsamt
Starkenstr. 44
79081 Freiburg
Tel.: 07 61 / 21 87 - 632
Fax.: 07 61 / 21 87 - 660

Landratsamt Bodenseekreis
Gesundheitsamt
Schmidtstr. 7 - 9
88045 Friedrichshafen
Tel.: 0 75 41 / 20 79-0
Fax.: 0 75 41 / 20 79-17

B·A·D Gesundheitsvorsorge und Sicherheitstechnik GmbH
Zentrum Fürth
Dr. Gebhard Kraus
Robert-Koch-Str. 41
90766 Fürth
Tel.: 0911 / 97 38 60

Kreisgesundheitsamt Fulda
Otfrid-von-Veissenburg-Str. 3
36043 Fulda
Tel.: 0661 / 6006 - 623
Fax.: 0661 / 6006 - 661

Prof. Dr. med. N. Dickgießer
Hygiene-Institut
des Ruhrgebietes
Rotthauser Str. 19
45879 Gelsenkirchen
Tel.: 02 09 / 15 86-1 31

Ruhr-Öl-GmbH
Dr. Bernd Schubert
Pawikerstr. 30
45896 Gelsenkirchen-Buer
Tel.: 02 09 / 3 66 36 33

Bezirkskrankenhaus
Medizinische Klinik
Klinikum Gera
Untersuchungs- und Impf-
stelle für Auslandsreisende
Straße des Friedens 122
07548 Gera
Tel.: 03 65 / 69 10

Institut für Hygiene
der Universität
Prof. Dr. med. Eikmann
Friedrichstr. 16
35392 Gießen
Tel.: 06 41 / 7 02 42 10
oder 7 02 42 13
Fax.: 06 41 / 73 82

Gesundheitsamt Gifhorn
Dr. Kraft
Allerstr. 21
38518 Gifhorn
Tel.: 05371 / 8 27 03
Fax.: 05371 / 8 23 58

Hygiene-Institut
der Universität
Kreuzbergring 57
37075 Göttingen
Tel.: 05 51 / 39 58 57
oder 39 58 14
Fax.: 05 51 / 39 58 60

Tropenmedizinisches
Beratungszentrum für
Tropenkranke
Werner-Siemens-Str. 10
37077 Göttingen
Tel.: 0551 / 30 75 00
Fax.: 0551 / 30 75 077

Kreisgesundheitsamt
Grevenbroich
Dr. Laumen
Auf der Schanze 1
41515 Grevenbroich
Tel.: 0 21 81 / 6 01 - 15 30
Fax.: 0 21 81 7 6 01 - 26 34

Gelbfieberimpfstelle
des Gesundheitsamtes
Muldentalkreis
Leipziger Str. 42
04668 Grimma
Tel.: 0 34 37 / 98 45 15
Fax.: 0 34 37 / 98 45 13

Dr. K.H. Bründel
Alte Osnabrücker Str. 20
33335 Gütersloh
Tel.: 0 52 41 / 7 71 33

Kreisgesundheitsamt
in Gummersbach
Dr. Jorg Nürnberger
Dr. Bettina Bader
Am Wiedenhof 1 - 3
51643 Gummersbach
Tel.: 0 22 61 / 88 53 01
oder 88 53 18
Fax.: 022 61 / 88 53 12

Gesundheitsamt Hagen
Grashofstr. 41
58095 Hagen
Tel.: 0 23 31 / 2 07 35 55
oder 2 07 36 96
Fax.: 0 23 31 / 2 07 24 50

B·A·D Gesundheitsvorsorge
und Sicherheitstechnik GmbH
Zentrum München Flughafen
Dr. Michael Flick
Theresienstr. 38
85399 Hallbergmoos
Tel.: 0811 / 55 26 10
Fax.: 0811 / 55 26 11

Gesundheitsamt Halle
Niemeyer Str. 1-2
06110 Halle/Saale
Tel.:03 45 / 3 72 41

Tropeninstitut
Bernhard-Nocht-Str. 74
20359 Hamburg
Tel.:0 40 / 31 18 20
oder 3 19 20 77

Hafen- und
Flughafenärztl. Dienst
Großmannstr. 10
20539 Hamburg
Tel.: 0 40 / 78 96 45 01
oder 78 96 45 04
Fax.:0 40 / 78 96 45 11
oder 78 96 45 15

Impfzentrum der Freien
und Hansestadt Hamburg
Hinrichsenstr. 1
20535 Hamburg
Tel.: 0 40 / 24 88 20 90
Fax.: 0 40 / 24 88 31 46

Institut für Med. Mikrobiologie und Immunologie am Universitätsklinikum Eppendorf
Martinistr. 52
20251 Hamburg
Tel.: 0 40 / 47 17 31 46
Fax.: 0 40 / 47 17 48 81

Zentrales Institut des Sanitätsdienstes der Bundeswehr Kiel-Kronshagen
Lesserstr. 180
22049 Hamburg
Tel.: 040 / 69 47 - 0
(nur für Soldaten und BW-Angehörige)

Dr. A. Melenkeit
Reimarusstr. 19
20459 Hamburg
Tel.: 0 40 / 31 34 84

Gesundheitsamt des Landkreises Hameln-Pyrmont
Hugenottenstr. 6
31785 Hameln-Pyrmont
Tel.: 05151 / 918 -77

Gesundheitsamt
Dr. med. G. Hartwigk
Heinrich-Reinköster-Str. 8
59065 Hamm
Tel.: 02381 / 17 - 64 00
Fax.: 02381 / 17 - 29 83

Gesundheitsamt
der Landeshauptstadt
Weinstr. 2
30171 Hannover
Tel.: 05 11 / 1 68 32 29
Fax.: 05 11 / 16 83 17

Gesundheitsamt
des Landkreises
Dr. med. Klaus Plentz
Hildesheimer Str. 20
30169 Hannover
Tel.: 05 11 / 98 90

Institut für Virologie
und Seuchenhygiene
der Medizinischen
Hochschule-Hannover
Konstanty-Gutschow-Str. 8
30625 Hannover
Tel.: 05 11 / 5 32 43 37

Staatl.
Medizinaluntersuchungsamt
Dr. Hildegard Willers
Roesbeckstr. 4
30449 Hannover
Tel.: 05 11 / 45 05 - 0
Fax.: 05 11 / 4 50 51 40

Dr. med. Franz Scharte
Alter Markt 2
33419 Harsewinkel
Tel.: 0 52 47 / 9 20 10

Gesundheitsamt
des Kreises Dittmarschen
Neue Anlage 18
25746 Heide/Holst.
Tel.: 04 81 / 9 73 50
Fax.: 04 81 / 6 12 64

Inst. f. Tropenhygiene
Im Neuenheimer Feld 324
69120 Heidelberg
Tel.: 0 62 21 / 56 29 99
Fax.: 0 62 21 / 56 59 48

Gesundheitsamt
Kreis Heinsberg
Valkenburger Str. 45
52525 Heinsberg
Tel.: 0 24 52 / 1 34 93
oder 1 34 69
Fax.: 0 24 52 / 1 36 46

Dr. H. Vollnberg
Kreiskrankenhaus/
Tropenmed. Ambulanz
Schwarzenmoorstr. 70
32049 Herford
Tel.: 0 52 21 / 9 40
Fax.: 0 52 21 / 94 26 49

Dr. H. G. Soberger
Warringtonplatz 5
40721 Hilden
Tel.: 02103 / 55 0 14
Fax.: 02103 / 54 3 66

Gesundheitsamt
Landkreis Holzminden
Böntalstr. 32
37603 Holzminden
Tel.: 05531 / 707 - 1

Gesundheitsamt Höxter
Moltkestraße 12
37671 Höxter
Tel. 0 52 71 / 6 12 34

Gesundheitsamt
des Kreises Nordfriesland
Damm 8
25813 Husum
Tel.: 0 48 41 / 89 70 25

Institut für Reisemedizin und
Impfwesen
Hamburger Str. 1
55218 Ingelheim

Gesundheitsamt
Friedrichstr. 70
58636 Iserlohn
Tel.: 0 23 71 / 6 91 - 205,
oder - 209, - 212

Dr. Erich Abé
Garchinger Str. 6
85737 Ismaning
Tel.: 089 / 96 94 52

Stadtverwaltung Jena
Gesundheitsamt
Löbdergraben 27
07743 Jena
Tel.: 03641 / 49 31 20

Friedrich-Schiller-Universität
Medizinische Poliklinik
Untersuchungs- und Impfstelle für Auslandsreisende
Bachstr. 18
07743 Jena
Tel.:03641 / 63 00
oder 63 32 12

PD Dr. J. P. Kruppenbacher
Bahnhofstr. 25
55170 Jugenheim
Tel.: 0 61 30 / 78 85

Impfstelle Gesundheitsamt
Kaiserslautern
Pfaffstr. 40 - 42
67655 Kaiserslautern
Tel.: 06 31 / 2 01 68- 22
oder -44
Fax.: 06 31 / 2 01 68-70

Landratsamt Karlsruhe
Dezernat VI - Gesundheitsamt
Karl-Friedrich-Str. 9
76133 Karlsruhe
Tel.: 07 21 / 1 35 40 70
Fax.: 07 21 / 1 35 45 13

Stadtgesundheitsamt
Obere Königstr. 3
34117 Kassel
Tel.: 05 61 / 7 87 50 44
Fax.: 05 61 / 7 87 30 33

Dr. Rudolf Kappes
Salzstr. 40
87435 Kempten
Tel.: 08 31 / 2 10 21
Fax.: 08 31 / 1 63 10

Medizin. Diagnost. Institut
Prof. Dr. Haas
Augartenweg 20
87437 Kempten
Tel.: 08 31 / 74 08
Fax.: 08 31 / 7 99 74

Klinikum der Christian-Albrechts-Universität
Institut für Immunologie
Prof. Dr. M. Krönke
Michaelisstr. 5
24105 Kiel
Tel.: 04 31 / 5 97 33 70
Fax.: 04 31 / 5 97 33 35

Ernst Rodenwaldt-Institut
Fachbereich 2,
Med. Mikrobiologie
Viktoriastr. 11 - 13
56068 Koblenz
Tel.: 02 61 / 3 07 13 44
Fax.: 02 61 / 3 07 13 06

Dr. med. Norbert Krappitz
Goltsteinstr. 185
50968 Köln
Tel.: 0221 / 38 36 69
Fax.: 0221 / 37 15 55

Institut für
Med. Mikrobiologie der
Universität zu Köln
Prof. Dr. H.J. Eggers
Prof. Dr. Dr. G Pulverer
Goldenfelsstr. 19 - 21
50935 Köln
Tel.: 02 21 / 4 78 30 70

Dr. med. Leidel
Neumarkt 15 - 21
50667 Köln
Tel.: 02 21 / 2 21 43 65
Fax.: 02 21 / 2 21 47 75

Luftwaffensanitätsstaffel
Dr. Slomke
Hauptwache Gebäude 119
51140 Köln-Wahn
Tel.: 02203 / 60 2 35 27
Fax.: 02203 / 60 2 21 97
(nur für Bundeswehr-
angehörige)

Gesundheitsamt Krefeld
Dr. med. Thomas Menn
Gartenstr. 30 - 32
47798 Krefeld
Tel.: 0 21 51 / 86 27 11
Fax.: 0 21 51 / 2 56 29

Krankenanstalten
Prof. Finger
Hygiene-Institut/Impfstation
Lutherplatz 40
47805 Krefeld
Tel.: 0 21 51 / 32 24 66

Schiffahrtsmedizinisches
Institut der Marine
Koppenpahler Allee 120
24119 Kronshagen
Tel.: 04 31 / 5 40 90
(nur für Angehörige der
Bundeswehr
und Staatl. Diensstellen)

Dr. Maria E. Fick
Neustadt 452/II
84028 Landshut
Tel.: 08 71 / 2 11 04
Fax.: 08 71 / 27 49 73

Dr. Hartmut Döring
Odenwaldstr. 2
63925 Laudenbach
Tel.: 09372 / 22 02
Fax.: 09372 / 28 27

Dr. med. H.F.G. Hentsch
Slevogtstr. 5
76829 Leinsweiler
Tel. 0 63 45 / 12 94 oder 22 13

Abteilung Infektions- und Tropenmedizin d. Med. Klinik IV der Universität Leipzig
Härtel Str. 16 - 18
04107 Leipzig
Tel.: 03 41 / 9 72 49 71
Fax.: 03 41 / 9 72 49 79

Städt. Klinikum St. Georg
II. Klinik für Innere Medizin
Reisemedizinisches Zentrum
Delitzscher Str. 141
04129 Leipzig
Tel.: 03 41 / 5 65 26 19

Gesundheitsamt Leverkusen
Dr. Linstaedt
Mislohestr. 4
51379 Leverkusen
Tel. + Fax.: 0 21 71 / 2 70 02

Medizinische Universität zu Lübeck
Inst. für Transfusionsmedizin und Immunologie
Prof. Dr. H. Kirchner
Ratzeburger Allee 160
23562 Lübeck
Tel.:04 51 / 5 00-28 40
oder -28 55

Dr. med. K. Bauer-Hack
Duisbergweg 2
58511 Lüdenscheid
Tel.: 0 23 51 / 2 36 80

Dr. med. Walter Wortberg
Obertinsberger Str. 4
58507 Lüdenscheid
Tel.: 0 23 51 / 80 181

Bezirksregierung Lüneburg
Auf der Hude 2
21339 Lüneburg
Tel.: 04131 / 15 -0
Fax.: 04131 / 15 29 02

Staatl. Medizinal-Untersuchungsamt
Am Alten Eisenwerk 2a
21339 Lüneburg
Tel.: 0 41 31 / 15 11 00
Fax.: 0 41 31 / 15 10 03

Landeshygiene Institut
Walloner Berg 2 - 3
39104 Magdeburg
Tel.: 03 91 / 55 81 85

Gesundheitsamt
Lübecker Str. 32
39124 Magdeburg
Tel.: 03 91 / 2 45 - 0
oder 2 45 - 2 67
Fax.: 03 91 / 24 52 93

Dr. med. Axel Preissler
Marktgasse 43
67487 Maikammer
Tel.: 06321 / 5680

Institut für Med. Mikrobiologie
u. Hygiene - Impfzentrum
Hochhaus am Augustplatz
Obere Zahlbacherstr. 67
55101 Mainz
Tel.: 0 61 31 / 17 31 55
Fax.: 0 62 31 / 17 66 28

Inst. für Medizin
Mikrobiologie und Hygiene
Klinikum
Theodor-Kutzer-Ufer
68167 Mannheim
Tel.: 06 21 / 3 83 22 24

Zentrum für Hygiene und
med. Mikrobiologie
Klinikum d. Philippsuniversität
Impfambulanz
Pilgrimstein 2
35037 Marburg
Tel.: 06421 / 28 43 03

Dr. Elisabeth Beer
Fritz-Thomas-Str. 14
95615 Marktredwitz
Tel. + Fax.: 0 92 31 / 54 44

Dr. Wolf Peter Otto
Im Dahl 3 - 5
34431 Marsberg
Tel.: 0 29 94 / 4 05
Fax.: 0 29 94 / 91 31

Gesundheitsamt Minden
Dr. Manfred Katzer
Portastr. 13
32423 Minden
Tel.: 0571 / 80 72 836

Dr. med. Frank Oswald
Stormstr. 95
47445 Moers-Repelen
Tel.: 028 41 / 741 70

Gesundheitsamt
Mönchengladbach
Am Steinberg 55
41061 Mönchengladbach
Tel.: 0 21 61 / 25 65 00

Dr. med. M. Voigt
Weg zum Eigenheim 10
99974 Mühlhausen
Tel.: 0 36 01 / 44 22 35
Fax.: 036 01 / 42 19 87

Gesundheitsamt Mülheim
Ruhrstr. 40 - 42
45468 Mülheim/Ruhr
Tel.: 02 08 / 4 55 - 53 73
Fax.: 02 08 / 4 55 - 53 71

Dr. R. von Goeldel
Sonnenstr. 8
80331 München
Tel.: 0 89 / 59 27 59

Dr. med. Frühwein
Briennerstr. 11
80333 München
Tel.: 0 89 / 22 35 23
Fax.: 0 89 / 2 28 36 45

Kinderklinik der Universtität
Pettenkoferstr. 8a
80336 München
Tel.: 0 89 / 51 60 36 82
Fax.: 089 / 51 60 47 33

Max-v.-Pettenkofer-Institut
Pettenkofer Str. 9a
80336 München
Tel.: 0 89 / 51 60- 52 11
oder - 52 07
Fax.: 089 /5 38 05 84

Haunische Kinderklinik
Lindwurmstr. 4
80337 München
Tel.: 0 89 / 51 60 28 11
Fax.: 0 89 / 51 60 47 25

Dr. med. Folke Hess
Maistr. 46
80337 München
Tel.: 089 / 53 65 55

Dr. med. D. Dettmann
Nymphenburger Str. 87
80636 München
Tel.: 0 89 / 1 29 60 22

Dr. H. Sommerfeld
Hedwigstr. 4
80636 München
Tel.: 0 89 / 18 76 22

Prof. Dr. E. Holzer
Flüggenstr. 8
80639 München
Tel.: 0 89 / 17 06 70

Dr. Peter Hartmann
Schellingstr. 153b
80797 München
Tel.: 089 / 1 29 63 44

Abt. für Infektions
und Tropenmedizin
der Universität
Leopoldstr. 5
80802 München
Tel.: 0 89 / 21 80 35 17
Fax.: 0 89 / 33 61 12

Dr. med. V. Serbu
Plinganserstr. 120a
81369 München
Tel. 0 89 / 7 23 23 11

Dr. Peter N. Kessler MPH
Kornwegerstr. 3
81375 München
Tel.: 0 89 / 7 14 45 58
Fax.: 0 89 / 7 19 42 15

Dr. Günther Sothmann
Boschetsrieder Str. 140
81379 München
Tel.: 089 / 78 10 51
Fax.: 089 / 78 10 52

Staatl. Gesundheitsamt
Dr. Günther Kerscher
Am Neudeck 6
81541 München
Tel.: 0 89 / 62 43 - 0
oder 62 43 - 141

Dr. A. J. Meszticzki
Rotbuchenstr. 8
81547 München
Tel.: 0 89 / 6 90 55 50
Fax.: 0 89 / 6 90 83 55

Dr. E. Holthausen
Graf-Lehndorff-Str. 11
81829 München
Tel.: 0 89 / 90 70 37

Institut für Medizin.
Mikrobiologie der Universität
Domagkstr. 10
48149 Münster
Tel.: 02 51 / 83 53 72

Klinikum Neubrandenburg
Dr. med. Pietruschka
Herr Flintzer
17033 Neubrandenburg
Tel.: 03 95 / 54 81
Fax.: 03 95 / 75 21 33

Krankenhaus Neuendettelsau
Dr. Helmut Steinacker
Heilsbronner Str. 44
91564 Neuendettelsau
Tel.: 09874 / 83 47

Gesundheitsamt Neuruppin
Dr. T. Münchow,
Dr. K.-E. Franz
Neustädter Str. 44
18616 Neuruppin
Tel.: 0 33 91 / 68 80

Dr. A. Becher
Böhmerwaldstr. 5
93073 Neutraubling
Tel.: 09401 / 70 28 02
Fax.: 09401 / 70 22 88

Südharzkrankenhaus
Medizinische Klinik
Dr. Fessel
Dr. Robert-Koch-Str. 39
99734 Nordhausen
Tel.: 0 36 31 / 41 - 0
oder - 26 50
Fax.: 0 36 31 / 41 21 42

Dr. med. H. Blenk
Heimerichstr. 20
90419 Nürnberg
Tel.: 09 11 / 33 03 85

Hygiene Institut
der Stadt Nürnberg
Flurstr. 17
90419 Nürnberg
Tel.: 09 11 / 3 98 25 22
Fax.: 09 11 / 3 98 21 21

Dr. med. H. Kunstmann
Sirndorfer Str. 7
90522 Oberasbach
Tel.: 09 11 / 6 99 92 03

Gesundheitsamt Oberhausen
Dr. Kromarek-Jaischock
Tannenbergstr. 11 - 13
46045 Oberhausen
Tel.: 02 08 / 8 25 - 22 15
Fax.: 02 08 / 80 19 74

Dr. Angela Kirchhelle
Am Fohlengarten 6b
85764 Oberschleißheim
Tel.: 0 89 / 315 01 80
Fax.: 0 89 / 315 23 04

Gesundheitsamt
Rummelweg 18
26122 Oldenburg
Tel.: 04 41 / 2 35 - 86 52
Fax.: 04 41 / 2 35 - 86 20

Landeshygiene-Institut
Damm 46
26135 Oldenburg
Tel.: 04 41 / 2 72 83
Fax.: 04 41 / 1 78 62

Dr. med. Gerd Reichenbach
Kölner Str. 2
57462 Olpe
Tel.: 0 27 61 / 4 03 94
Fax.: 027 61 / 27 30

Dr. Meyer
Amtsarzt der Stadt Osnabrück
Hakenstr. 6
49074 Osnabrück
Tel.: 05 41 / 3 23 43 21
Fax.: 05 41 / 3 23 43 32

Landkreis Osnabrück
Gesundheitsamt
Dr. Wedegärtner
Am Schölerberg 1
49082 Osnabrück
Tel.: 05 41 / 5 01 - 31 24
Fax.: 05 41 / 5 01 - 31 18

Staatl. Medizinal-
untersuchungsamt
Alte Poststr. 1
49074 Osnabrück
Tel.: 05 41 / 2 83 55
Fax.: 05 41 / 25 80 10

Dr. med. Christian Auracher
Fritz-Schäffer-Str. 19
83104 Ostermünchen

Kreisgesundheitsamt
Paderborn
Aldegreverstr. 10 - 14
33102 Paderborn
Tel.: 0 52 51 /30 82 73

Dr. med. Uwe Goering
Rosengasse 2
91257 Pegnitz
Tel.: 0 92 41 /52 00

Dr. med. Wilhelm Fischer
Knappschaftskrankenhaus
82380 Peißenberg
Tel.: 0 88 03 / 48 - 0
oder - 1 31
Fax.: 088 03 / 48 - 102

Gesundheitsamt Perleberg
Dr. Ursula Laux
Dr. Andreas Draeger
Wittenbergerstr. 45 a
19348 Perleberg
Tel.: 038 76 / 71 35 20

Dr. Volker Köcher
Dobenaustr. 1
08523 Plauen
Tel.: 0 37 41 / 22 20 58

Dr. med. Wolfgang Ermes
Vorm Kleekamp 6
58840 Plettenberg-Ohle
Tel.: 02391 / 5 41 42

Gesundheitsamt
Dr. V. Gutsmuths
Dr. B. Rahner
Friedrich-Ebert-Str. 79/81
14469 Potsdam
Tel.: 03 31 / 2 89 - 23 70
oder 2 89 - 23 73
Fax.: 03 31 / 2 89 - 23 53

Kreisgesundheitsamt
Recklinghausen
Dr. Hoffmann
Kreishaus
Kurt-Schumacher-Allee 1
45657 Recklinghausen
Tel.: 0 23 61 / 53 47 31
Fax.: 023 61 / 53 42 33

Inst. für Medizin.
Mikrobiologie
und Hygiene der Universität
Franz-Josef-Strauß-Allee 11
93053 Regensburg
Tel.: 0941 / 944 64 20
Fax.: 0941 / 944 64 02

Dr. med. P. Koch
Boessner Str. 19
93049 Regensburg
Tel.: 09 41 / 2 52 40
Fax.: 08 41 / 2 33 73

Dr. Gerd Ott
Pfarrstr. 1
95111 Rehau
Tel. 092 83 / 33 33

Gesundheitsamt Remscheid
Hastener Str. 15
42855 Remscheid
Tel.: 0 21 91 / 44 79 13
Fax.: 0 21 91 / 44 62 81

Gesundheitsamt Rheine
Dr. Lothar Holwitt
Münsterstr. 55
48431 Rheine
Tel.: 059 71 / 5 03 57

Dr. Peter Mayer
Dorfstraße 19
94160 Ringelai
Tel.: 08555 / 86 68

Klinik und Poliklinik für
Innere Medizin der
Universität
Dr. med. Lafrenz
Ernst-Heydemann-Str
18057 Rostock
Tel.: 03 81 / 4 94 57 83
Fax.: 03 81 / 4 94 55 05

Senat der Hansestadt Rostock
Gesundheitsamt
Hafenärztlicher Dienst
Herr Grunwald
18147 Rostock-Überseehafen
Tel.: 03 81 / 6 70 06 23

Dr. Wolf Scharfe
Helle Eichen 5
76761 Rülzheim
Tel.: 07272 / 88 50

Staatl. Gesundheitsamt
Malstatter Str. 17
Haus der Gesundheit
66117 Saarbrücken
Tel.: 06 81 / 5 86 50
Fax.: 06 81 / 5 86 54 75

Gesundheitsamt
Joachim-Campe-Str. 14
38226 Salzgitter
Tel.: 0 53 41 / 839 - 35 53
Fax.: 0 53 41 / 839 - 49 53

Dr. U. Werner
Rodinger Straße
93489 Schorndorf
Tel.: 0 94 67 / 4 77

Gesundheitsamt Schwelm
Hauptstr. 92
58317 Schwelm
Tel.: 0 23 36 /93 24 69
oder 93 24 60

Dr. Lutz-Peter Lührmann
Am Ochsenkamp 60
58332 Schwelm
Tel.: 023 36 / 92 91 00

Landeshygieneinstitut
Schwerin
Herr Prof. Dr. med. Werner
Frau Dipl. med. Böse
Bornhövedstr. 78
19055 Schwerin
Tel.: 0 85 / 8 10 10
Fax.: 03 85 / 81 25 57

Gesundheitsamt Siegen
Hauptmarkt 13
57076 Siegen
Tel.: 0271 / 488 49 -0

Gelbfieberimpfstelle
des Gesundheitsamtes
Hoher Weg 1 - 3
59494 Soest
Tel.: 0 29 21 / 30 21 25
Fax.: 0 29 21 / 30 29 45

Dr. med. Maria Hofbauer
Gesundheitsamt
Dorper Str. 26
42651 Solingen
Tel.: 0212 / 290 - 25 12
oder 25 13

Gesundheitsamt des
Landkreises
Soltau-Fallingbostel
Rühberg 17
29614 Soltau
Tel.: 05191 / 934 -0

Dr. med. M. Krause
Poststr. 40
32139 Spenge
Tel.: 0 52 25 / 37 48

Staatl. Medizinal-
untersuchungsamt
Heckenweg 4
21680 Stade
Tel.: 0 41 41 / 4 60 28

PD Dr. P. Stingl
Lechbrucker Str. 10
86989 Steingaden
Tel.: 088 62 / 5 72

Gesundheitsamt Stendal
Wendstraße 30
39576 Stendal
Tel.: 0 39 31 / 60 79 17
Fax.: 0 39 31 / 60 79 02

Senat der Hansestadt
Stralsund
Gesundheitsamt
Frau Dr. med. Stahlberg
Knieperdamm (ehem. Hautklinik)
18435 Stralsund
Tel.: 0 38 31 / 37 94 26

Dr. med. Til Matschoss
Frauenhofer Str. 7
94315 Straubing
Tel.: 0 94 21 / 2 33 32
Fax.: 0 94 21 / 8 24 62

Dr. med. Martin Huber
Viktualienmarkt 3
94315 Straubing
Tel.: 0 94 21 / 81 61 5

Städt. Gesundheitsamt
Dr. D. Fischer
Bismarckstr. 3
70176 Stuttgart
Tel.: 07 11 / 2 16 - 55 01
Fax.: 07 11 / 2 16 - 77 01

Gesundheitsamt Suhl
MR Dr. med. Gertraud Medwed
Friedrich-König-Str. 60
98527 Suhl
Tel.: 0 36 81 / 2 12 01
oder 2 14 11
Fax.: 0 36 81 / 2 34 55

Dr. Karl-Jochen Otto
Röhre 1
59846 Sundern
Tel.: 0 29 33 / 9 77 90
Fax.: 0 29 33 / 7 79 89

Institut für Tropenmedizin
der Universität
Keplerstr. 15
72074 Tübingen
Tel.: 0 70 71 / 29 23 65
Fax.: 0 70 71 / 29 60 21

Tropenklinik
Paul-Lechler-Krankenhaus
Paul-Lechler-Str. 24
72076 Tübingen
Tel.: 0 70 71 / 20 60
Fax.: 0 70 71 / 2 23 59

Bundeswehr Krankenhaus
Betriebsärztlicher Dienst
Oberer Eselsberg 40
89081 Ulm
Tel.: 07 31 / 1 71 - 22 51
Fax.: 07 31 / 1 71 - 20 06

Medizinische Universität
Klinik und Poliklinik
Tropenmediz. Beratungsstelle
Prof. Dr. med. P. Kern
Oberer Eselsberg
Robert-Koch-Str. 8
89081 Ulm / Do.
Tel.: 07 31 / 5 02 44 27
Fax.: 07 31 / 5 02 44 22

Dr. med. Bernd Retzgen
Platanenallee 16
59425 Unna
Tel.: 0 23 03 / 27 10 53
Fax.: 0 23 03 / 27 12 99

Dr. med. Franz Hartmann
Knapp 6
Wachersberg

Dr. J. Schlechtingen
Kaiserstr. 50
51545 Waldbröl
Tel.: 02291 / 48 50

Dr. Hans-Christian Meyer
Berliner Str. 24
42929 Wermelskirchen
Tel.: 02196 / 4700
oder 73 13 73
Fax.: 02196 / 73 13 75

Gesundheitsamt der
Landeshauptstadt
Dotzheimer Str. 38 - 40
65185 Wiesbaden
Tel.: 06 11 / 31 28 17
Fax.: 06 11 / 37 87 78

Impfstelle für den Seehafen
Wilhelmshaven
Dr. Potinius
Gökerstr. 96
26384 Wilhelmshaven
Tel.: 04421 / 3 30 67

Dr. P. Köbke
Günter N.E. Potinius
Gökerstr. 96
26384 Wilhelmshaven
Tel.: 0 44 21 / 3 30 67
Fax.: 0 44 21 / 3 30 66

Senat der Hansestadt Wismar
Gesundheitsamt
Hafenärztlicher Dienst
Herr. Dr. med. Nauwald
Vogelsang 3
23952 Wismar
Tel.: 03841 / 26 24 -0, -23, -22
Fax.: 03841 / 26 24 39

Dr. med. Jürgen Dahm
Marktgasse 6
76744 Wörth
Tel.: 07271 / 12211

Gesundheitsamt
Rosenweg 1 a
38446 Wolfsburg
Tel.: 0 53 61 / 28 20 20
Fax.: 0 53 61 / 28 10 02

Dr. A. von Schrader-Beielstein
Hauptstr. 8 - 10
82237 Wörthsee-Steinebach
Tel.: 08153 / 87 71

Juliusspital
Dr. T.F. Schwarz
Juliuspromenade 19
97070 Würzburg
Tel.: 0931 / 393 - 0

Inst. für Hygiene und
Mikrobiologie
d. Universität (Luitpoldkrs.)
Josef-Schneider-Str. 2
97080 Würzburg
Tel.: 09 31 / 2 01 39 01

Missionsärztl. Klinik
Tropenmedizinische Abt.
Salvatorstr. 7
97074 Würzburg
Tel.: 09 31 / 7 91 28 21
Fax.: 09 31 / 7 91 24 53

Herrn Dr. med. J. Vesper
Kleine-Klotzbahn 1
42105 Wuppertal
Tel.: 02 02 / 44 22 26

Dr. med. Alfred Witting
Kocherstr. 18
42369 Wuppertal
Tel.: 02 02 / 46 50 14
Fax.: 02 02 / 4 69 01 43

Gelbfieberimpfstellen in Österreich

Vorarlberg
Amt der Vorarlberger
Landesregierung
Abteilung medizinische
Angelegenheiten
Römerstr. 15
6900 Bregenz
Telefon 05574/511 Kl. 2450 DW

Burgenland
Amt der Burgenländischen
Landesregierung
Landessanitätsdirektion
Abt. X-Gesundheitswesen
7001 Eisenstadt
Telefon: 02682/600 Kl. 2676 DW

Bezirkshauptmannschaft
Oberpullendorf
Abt. VII Gesundheitswesen
Gesundheitsamt
Hauptstraße 56
7350 Oberpullendorf
Telefon 02612 / 42 531 - 0

Steiermark
Amt der Steiermärkischen
Landesregierung
Landessanitätsdirektion
Paulustorgasse 4
8011 Graz
Telefon 0316/877 Kl. 3347 DW

Steiermark
Hygiene-Institut der
Universität Graz
Universitätsplatz 4
8010 Graz
Telefon 0316/380 Kl. 4390 DW

Tirol
Amt der Tiroler Landesregierung
Landessanititätsdirektion
Eduard Wallhöfer Platz 1
6020 Innsbruck
Telefon 0512/508 Kl. 3101 DW

Tirol
Stadtmagistrat Innsbruck
Abteilung für Gesundheit
und Umwelt
Rathaus
6010 Innsbruck
Telefon 0512/5360 Kl. 333 DW

Tirol
Dr. Ber. Neumann
Stafflerstr. 20
6010 Innsbruck
Telefon 0664 / 35 88 1 96

Kärnten
Amt der Kärntener Landesre-
gierung
Landessanitätsdirektion
Hasnerstraße 8
9020 Klagenfurt
Telefon: 0463/55194 Kl. 13 DW

Niederösterreich
Bezirkshauptmannschaft
Krems
Gesundheitsamt
Körnermarkt 1
3500 Krems/Donau
Telefon: 02732/808 Kl. 171 DW

Niederösterreich
Magistrat der Landeshaupt-
stadt
St. Pölten
Gesundheitsverwaltun
Linzer Str. 6
3100 St. Pölten
Telefon: 02742/52531 Kl. 2512
DW

Niederösterreich
Bezirkshauptmannschaft
Zwettl
Am Statzenberg 1
3910 Zwettl
Telefon 02822 / 505 0

Oberösterreich
Amt der Oberösterreichischen
Landesregierung
Landessanitätsdirektion
Harrachstraße 16
4020 Linz
Telefon: 0732/7720 Kl. 4107
DW
(4113 DW)

Oberösterreich
Magistrat der
Landeshauptstadt Linz –
Gesundheitsamt
Hauptstraße 1 - 5
Neues Rathaus
4041 Linz
Telefon: 0732/2393 Kl. 2601

Salzburg
Amt der Salzburger
Landesregierung
Landessanitätsdirektion
Pfeifergasse 7
5020 Salzburg
Telefon 0662/8042 Kl. 23101
DW

Wien
Institut für spezifische
Prophylaxe
und Tropenmedizin
Kinderspitalgasse 15
1095 Wien
Telefon 0222/ 4038343

Wien
Primarius
Univ. Prof. Dr. Hannes Pichler
Facharzt für Innere Medizin
Hietzinger Hauptstraße 127
1130 Wien
Telefon 0222/8775606

Wien
Institut für Sonnen- und
Tropenmedizin
Ärztlicher Leiter :
Univ. Prof. Dr. med. Sternberger
Lenaugasse 19
1080 Wien
Telefon 0222/ 4026861

Wien
Magistrat der Stadt Wien
MA 15 Gesundheitswesen
Impfstelle, Beratungsstelle
für Auslandsreisende
Schottenring 24
1010 Wien
Telefon 0222/53114 Kl. 87621
DW (87622 DW)

Wien
Univ. Prof Dr.
Franz Ambrosch
Univ. Doz. Dr.
Herwig Kollaritsch
Albertgasse 1a
1080 Wien
Telefon/4085670

Gelbfieberimpfstellen in der Schweiz

Dr. méd. Luc Robyn
Médecine génèrale FMH
La Condémine
1616 Attalens FR
Tel.: 021 / 947 47 57
Fax.: 021 / 947 47 57

Dr. med. Bernard Zehntner
Obere Gasse 5
5400 Baden AG
Tel.: 056 / 222 41 41

Schweiz. Tropeninstitut
Medizinische Abteilung
Dr. Ch. Hatz
Socinstrsse 57
4051 Basel BS
Tel.: 061 / 284 81 11
Fax.: 061 / 271 85 54

Dr. med. Th. Grueninger
Klosterberg 11
4052 Basel BS
Tel.: 061 / 295 46 46

Dr. med. Martin Keller
Allgemeine Medizin FMH
Tropenmedizin FMH
Urs Graf Strasse 12
4052 Basel BS
Tel.: 061 / 312 34 12
Fax.: 061 / 312 97 88

Ospedale S. Giovanni
Pronto Soccorso
Silvano Donnino
Cabpo del Personale infirm.
6500 Bellinzona TI
Tel.: 092 / 26 91 14

Inselspital Med. Poliklinik
Dr. Jaeger
Freiburgstrasse 3
3010 Bern BE
Tel.: 031/ 632 31 24
Fax.: 382 43 60

Herrn Dr. med. Martin Weber
Allgemeine Medizin FMH
Brunnmattstraße 63
3007 Bern BE
Tel.: 031 / 372 22 02
Fax.: 031 / 372 29 78

Dr. med. P Buehr
Tropenkrankheiten FMH
Kapellenstrasse 28
3011 Bern BE
Tel.: 031 / 381 42 65
Fax.: 031 / 382 21 64

Dr. med. E. Heimgartner
Tropenkrankheiten FMH
Monbijoustrasse 82
3007 Bern BE
Tel.: 031 / 371 58 66

Dr. med. Jacques Lindgren
Monbijoustrasse 114
3007 Bern
Tel.: 031 / 372 40 20
Fax.: 031 / 372 41 71

Dr. méd. D. Bourgeois
Rue A.-Ribaux 11
2022 Bevaix NE
Tel.: 032 / 846 13 66

Dr. med. E. Scholl
Grünweg 37
2502 Biel BE
Tel.: 032 / 342 11 11

Herrn Dr. med. E. Stahel
Brändelistalweg 10
4103 Bottmingen BL
Tel.: 061 / 421 11 18

Monsieur Dr. méd.
Michel Gauchat
La Braconnière 43
2017 Boudry NE
Tel.: 032 / 842 54 96
Fax: 032 / 841 39 57

Dr. méd. P.-A. Luchinger
Méd. générale et maladies tropicales FMH
14, rue de Gruyères
1630 Bulle FR
Tel.: 029 / 2 83 68
Fax.: 029 / 2 05 84

Monsieur le Dr. Pierre Landry
Ch. de Cocagne 26
1030 Bussigny NE
Tel.: 021 / 701 44 85 oder
021 / 345 22 22

Dr. med. M. Trepp
Gäuggellstrasse 37
7000 Chur GR
Tel.: 081 / 252 26 91
Fax.: 081 / 253 74 28

Dr. med. Hans Eidenbenz
FMH für Innere Medizin und Lungenkrankheiten
Promenade 74
7270 Davos Platz GR
Tel.: 081 / 413 51 62

Docteur P. Schubarth
Médecin-chef adjoint
Hóspital régional
2800 Delémont JU
Tel.: 032 / 421 21 21

Dr. med. M. Eidenbenz
Arzt für allg. Medizin und Tropenkrankheiten
Welsikerstrasse 13
8474 Dinhard ZH
Tel.: 0 52 / 336 19 38
Fax.: 0 52 / 336 22 02

Dr. med. Blaise Vionnet
Médecine Générale
Grand-Rue 7
1040 Echallens VD
Tel.: 021 / 881 44 86

Dr. méd. C. Brand
226, Route dé Berne
1066 Epalinges VD
Tel.: 021 / 784 06 06

Dr. med. Daniel Siegrist
Hauptstrasse 3762
Erlenbach i.S. BE
Tel.: 033 / 681 23 24

Herrn Dr. Jacques Ribolizi
Médecine générale
Rue du Pont 7
2114 Fleurier NE
Tel.: 032 / 861 50 20

Service du médiecin cantonal
Dr. Georges Demierre
Chemin des Pensionnats 1
1700 Fribourg FR
Tel.: 037 / 86 82 30
Fax.: 037 / 86 82 29

Hópital cantonal universitaire
Policlinique de médecine
Dr. Louis Loutan
24, rue Michell-du-Crest
1205 Genéve GE
Tel.: 022 / 372 64 08/96 10
Fax.: 022 / 372 96 26

Monsieur
Dr. med. Walter Dorian Kraft
8. rue Gourgas
1205 Genève GE
Tel.: 022 / 328 70 60

Monsieur Dr. André Jung
Spécialiste FMH - Médicine interne
Privat-docent à la Faculté de Genéve
1, route de Coinsins
1272 Genolier VD
Tel.: 022 / 366 31 21
Fax: 022 / 366 10 73

Dr. med. Miro Skarda
Allg. Medizin FMH
Müllackerstrasse 25
8152 Glattbrugg ZH
Tel.: 01 / 810 00 77
Fax.: 01 / 811 02 66

Dr. med. Th. Locher
Haus EW
9471 Grabs SG
Tel.: 085 / 771 54 84

Dr. méd. M. Bourquin
av. Communes-Réunies 8
1212 Grand-Lancy GE
Tel.: 022 / 794 82 00
Fax.: 022 / 794 83 50

Dr. méd. Jean-Pierre Wenger
18, av. des. Communes Réunies
1212 Grand-Lancy GE
Tel: 022 / 794 11 22

Dr. med. E. Bierens de Haan
15, Chemin de Beaupré
1251 Gy GE
Tel.: 022 / 759 19 59
Fax.: 022 / 759 321 09

Dr. med. M. Steinbrecher
Gerbestrasse 1
9410 Heiden AR
Tel.: 071 / 891 32 91
Fax.: 071 / 891 32 13

Herrn Dr. med. Jürg Skalsky
Rickenstraße 9
8634 Hombrechtikon ZH
Tel.: 055 / 244 44 40
Fax: 055 / 244 47 61

Herr Dr. med. Martin Illi
Rebenweg 2
6331 Hünenberg ZG
Tel.: 041 / 780 83 22
Fax: 041 / 781 02 70+

Dr. med. A. Hof
Güttingerstrasse 35
8593 Kesswil TG
Tel.: 071 / 463 10 30

Dr. med. Peter Schmid
Emmentalstrasse 29
3510 Konolfingen BE
Tel.: 031 / 791 22 55

Centre des vaccinations de la policlinique med. univ.
Dr. méd. R. Darioli
Rue César-Roux 19
1005 Lausanne VD
Tel.: 021 / 345 22 22
Fax.: 021 / 345 23 23

Dr. méd. Frank Dorner
Av. d'Echallens 63
1004 Lausanne VD
Tel.: 021 / 624 68 68

Dr. méd. René Favre
Route de Lausanne 16
1052 Le Mont-sur-Lausanne VD
Tel.: 021 / 653 84 84
Fax.: 021 / 653 84 86

Dr. méd. Serge Tettamanti
Grand rue 12
2742 Les Breuleux JU
Tel.: G: 032 / 954 17 54
P: 032 / 954 17 30

Dr. Fritz E. Friedli
Arzt für Allg. Medizin FMH
Oristalsstrasse 17
4410 Liestal BL
Tel.: 061 / 921 13 00
Fax.: 061 / 921 09 23

Herrn Dr. Roland Keller
Allgemeine Medizin FMH
Friedhofstraße 41
4573 Lohn
Tel.: 032 / 677 14 16
Fax: 032 / 677 25 87

Kantonspital Luzern
Personalärztlicher Dienst
Dr. Frei
Tropenarzt
6000 Luzern 16 LU
Tel.: 041 205 11 25 / 205 43 69

Dr. med. M. Frei
Zürichstrasse 86
6004 Luzern LU
Tel.: 041 / 420 63 36
Fax: 041 / 420 73 43

Herrn Dr. Paul Planzer
Staatsstr. 17a
9437 Marbach SG
Tel.: 071 / 777 23 23

Dr. med. M. Bouvier-Gallacchi
Via Pocobelli 16
6815 Melide TI
Tel.: 091 / 649 95 30
Fax.: 091 / 649 40 19

Dr. med. Frédéric Gerber
Rue du Viaduc 34
2740 Moutier BE
Tel.: 032 / 493 64 44
Fax.: 032 / 493 67 95

Dr. med. R. Weibel
Aarauerstrasse 55
4600 Olten SO
Tel.: 062 / 296 50 55
Fax.: 062 / 296 57 66

Dr. med. Beat Schneider
FMH Allg. und Tropenmedizin
Hauptstrasse 258
8202 Ramsem SH
Tel.: 052 / 743 19 00
Fax: 052 / 743 10 38

Dr. med. W. Stoecklin
Kinderarzt FMH
Rössligasse 32
4125 Riehen BS
Tel.: 061 / 641 24 66

Dr. med.
Hadi Wolfensberger-Kämpfer
Spezialart FMH für
Tropenkrankheiten
Langhaldenstrasse 4
8803 Rüschlikon ZH
Tel.: 01 / 724 14 64
Fax.: 01 / 724 14 64

Herrn Dr. med.
Gian L. Meyer
Surtuor 1
7503 Samedan GR
Tel.: 081 / 851 14 14

Dr. G. Dupuis
Médecin cantonal
Avenue du Midi 7
1951 Sion VS
Tel.: 027 / 21 66 17
Fax.: 027 / 21 66 45

Dr. med. Albert Kind
Arzt für allg. Medizin FMH
Steigstrasse 88
8200 Schaffhausen SH
Tel.: 053 / 625 86 00
Fax: 053 / 625 86 00

Herrn Dr. med.
Matthias Furrer
Solapark
7536 Sta. Maria Val Müstair GR
Tel.: 081 / 858 61 93

Dr. med. Hansrudolf Meier
Lindenweg 2
8266 Steckborn TG
Tel.: 052 / 761 24 61

Dr. med. H. Etter
Kolumbanstrasse 16
9008 St. Gallen SG
Tel.: 071 / 244 52 46
Fax.: 071 / 244 52 71

Dr. med. Gallus Heeb
Rorschacherstrasse 238
9016 St. Gallen SG
Tel.: 071 / 288 25 55
Fax: 071 / 288 18 48

Prof. Dr. Siegl
Institut für klinische
Mikrobiologie und
Immunologie
Frohbergstrasse 3
9000 St. Gallen SG
Tel.: 071 / 494 37 93
Fax.: 071 / 494 39 00

Dr. med. Benedikt R. Holzer
Spezialsarzt FMH für
Tropen- und Allg. Medizin
Mittlere Strasse 3
3600 Thun BE
Tel.: 033 / 222 43 86
Fax.: 033 / 223 43 21

Dr. med. Jean Pierre Stamm
10, route de Sauverny
1290 Versoix VD
Tel.: 022 / 55 25 27

Dr. méd. G. Kern
Rue des Fortifications 24
1844 Villeneuve VD
Tel.: 021 / 960 20 75
Fax.: 021 / 968 13 10

Dr. med. E. Ghioldi Thüring
FMH Allg. und Tropenmedizin
Badstubenstrasse 10
8880 Walenstadt SG
Tel.: 081 / 735 14 31

Dr. med. H. Gammeter
Spezialarzt FMH für
Tropenkrankheiten
Susann Müller Strasse 6
9630 Wattwil SG
Tel.: 071 / 288 63 63
Fax.: 071 / 288 63 66

Dr. med. F. Akert
Eintrachtstrasse 16
8820 Wädenswil ZH
Tel.: 01 / 780 61 00

Dr. med. W. Bader
Buchgrindelstrasse 12
8621 Wetzikon ZH
Tel.: 01 / 930 57 43
Fax.: 01 / 930 29 54

Dr. med. P. Glauser
Arzt für allg. Medizin und
Tropenkrankheiten
Liebesstr. 1
8400 Winterthur ZH
Tel.: 052 / 213 48 23
Fax.: 052 / 213 38 23

Dr. med. St. Koch
Zentralstrasse 55a
5610 Wohlen AG
Tel.: 056 / 622 66 91
Fax.: 056 / 622 66 92

Dr. med. C. G. Schrafl
Mittelbergsteig 15
8044 Zürich ZH
Tel.: 01 / 252 33 55

Dr. K. Markwalder
Spezialarzt für Innere Medizin
und Tropenkrankheiten
Rämisstr. 3
8001 Zürich ZH
Tel.: 01 / 252 30 60
Fax.: 01 / 252 30 35

Dr. med. Claudia Sigg-Farner
Innere Medizin und
Tropenkrankheiten FMH
Dolderstrasse 30
8032 Zürich ZH
Tel.: 01 / 251 52 29
Fax.: 01 / 262 22 16

Prof. Dr. med. Robert Steffen
ISPM Zürich
Sumatrastr. 30
8006 Zürich ZH
Tel.: 01 / 257 66 11
Fax.: 01 / 252 54 52

Herrn
Prof. Dr. med. Robert Keller
Mühlebachstraße 17
8008 Zürich ZH
Tel.: 01 / 261 77 44

Frau Dr. Danielle Gyurech
Albisstraße 157
8038 Zürich ZH
Tel.: 01 / 482 74 63

SWISSAIR
Ärztlicher Dienst
Frau Dr. R. Wyss
Postfach
8058 Zürich Flughafen
Tel.: 01 / 812 68 33
Fax.: 01 / 812 70 09

Dr. med. M. Dubler
Huebelstr. 1
8437 Zurzach AG
Tel.: 056 / 249 27 77
Fax.: 056 / 249 21 27

12.3 Ökotips

So können Sie auch im Urlaub zum Schutz von Umwelt und Natur beitragen:

- Süßwasser ist in vielen Feriengebieten ein besonders kostbares Gut. Gehen Sie sparsam damit um, wo immer Sie können. Ein besonderer Tip: In vielen Hotels gibt es inzwischen die Möglichkeit, dem Personal zu signalisieren, ob man z.B. Handtücher weiterbenutzen möchte, oder ob diese gewechselt werden sollen. Machen Sie von dieser Möglichkeit Gebrauch: So kann nicht nur kostbares Wasser, sondern auch wasserbelastendes Waschmittel gespart werden.
- Tragen Sie zur Müllvermeidung und -wiederverwertung bei, indem Sie sich beispielsweise an einer getrennten Abfallsammlung beteiligen, wenn Ihr Hotel eine solche Möglichkeit einräumt. In vielen Ländern, deren Lebensstandard noch nicht den der europäischen Länder erreicht hat, ist vor allem die Entsorgung von Sonderabfällen, wie z.B. gebrauchten Batterien oder Altmedikamenten, ein großes Problem. Hier verhalten Sie sich besonders umweltfreundlich, wenn Sie diese Ma-

terialien wieder nach Deutschland zurücknehmen und dort der umweltgerechten Entsorgung zuführen.

- Strom können Sie sparen, indem Sie z.B. Klimaanlage und Licht in Ihrem Zimmer abschalten, wenn Sie absehen können, daß Sie für längere Zeit abwesend sein werden.
- Nehmen Sie bei Ihren Freizeitaktivitäten Rücksicht auf die Natur, ganz besonders in Naturschutzgebieten oder -reservaten, und vermeiden Sie Störungen der Tier- und Pflanzenwelt. Das gilt – gerade in tropischen und subtropischen Regionen – auch für die Unterwasserwelt beim Baden, Schnorcheln und Tauchen: Schon ein unachtsamer Tritt kann z.B. eine Koralle zerstören oder beschädigen, die erst in Jahrzehnten wieder nachwächst.
- Kaufen Sie keine Reisesouvenirs, die aus geschützten Tier- bzw. Pflanzenarten hergestellt werden (z.B. Schwarze Koralle, Elfenbein). Ein solcher Kauf fördert die Nachfrage nach diesen Produkten und führt darüber hinaus zur weiteren Ausbeutung der ohnehin schon bedrohten Arten; darüber hinaus werden solche Souvenirs vom deutschen Zoll beschlagnahmt, der Versuch der illegalen Einfuhr kann empfindliche Strafen nach sich ziehen.
- Zögern Sie nicht, Ihrem Hotelmanager oder das Hotelpersonal höflich auf Umweltprobleme anzusprechen, wenn Ihnen solche aufgefallen sind. So können Sie helfen, Umweltbewußtsein aktiv zu vermitteln.

12.4 Weiterführende Literatur

Reisen und Gesundheit (1997) WHO Regionalbüro für Europa, Kopenhagen

Info-Dienst, Centrum für Reisemedizin, Oberrather Straße 10, 40472 Düsseldorf

Bösel B, Hartung K (1990) Praktikum des Infektions- und Impfschutzes. Hoffmann, Berlin

Impfcodex, Behringwerke, Ausgabe Juni 1993

Zielonka M von (1990) Reisen und Infektionsrisiko. Schwer, Stuttgart

Weekly Epidemiological Record, WHO, Genf

Lang W (Hrsg) (1993) Tropenmedizin in Klinik und Praxis. Thieme, Stuttgart

Müller-Sacks E (1995) Die Häufung von Antikörpern gegen Hepatitis A nach Geburtsjahrgängen als reisemedizinisch relevantes Problem. In: TÜV-Akademie Rheinland (Hrsg) Reisemedizin 1994, TÜV Rheinland

Reise RIX 5.2, M & M, GmbH, Steinstr. 56, 81667 München, SmithKline Beecham Pharma

Müller-Sacks E, Berlitz A (1996) Ratgeber Auslandsreisen, Fernreisen – Gesundheitsrisiken und Vorbeugung. 3. Aufl. BAD e.v., Bonn

Müller-Sacks E (1995) Ratgeber Auslandsreisen, Tips für Arbeitgeber und Arbeitnehmer vor beruflichen Auslandsaufenthalten, 1. Aufl. BAD e.V., Bonn

Schaller KF (ed) (1994) Colour Atlas of Tropical Dermatology and Venerology. Springer, Berlin Heidelberg New York Tokyo

Epidemiologisches Bulletin, RkI, Berlin

Pelslensden R., Müller-Sacks E., Berlitz A, (1996) Reisemedizin – Impfberatung und Empfehlungen zur

Malariaprophylaxe bei Tropenreisen. In: Rheinisches Ärzteblatt 7/96, Düsseldorf.
Zilg W., Schutzimpfungen (1996), ecomed, Landsberg
Ochel K., (1994), Reisen, leben, arbeiten in den Tropen, Fischer, Stuttgart
Steckbriefe seltener und „importierter" Virusinfektionen (o. J.), RkI, Berlin
Landgraf H., Rose D.-M., Arzt P. E (Hrsg.) (1996), Flugreisemedizin, Blackwell, Berlin
Knobloch J., (Hrsg.) (1996) Tropen- und Reisemedizin, Fischer, Jena